UMA VIDA PARA O CORPO

AUTOBIOGRAFIA DE

Alexander Lowen

CB032557

Dados Internacionais de Catalogação na Publicação (CIP)
(Câmara Brasileira do Livro, SP, Brasil)

Lowen, Alexander, 1910
Uma vida para o corpo : autobiografia de Alexander Lowen / tradutora: Maria Silvia Mourão Netto. – São Paulo : Summus, 2007.

Título original : Honoring the body : the autobiography of Alexander Lowen
ISBN 978-85-323-0699-9

1. Bioenergética 2. Lowen, Alexander, 1910 3. Mente e corpo 4. Psicoterapeutas – Biografia 5. Psicoterapia bioenergética
I. Título II. Título: Autobiografia de Alexander Lowen

07-0071   CDD-616.8914092
                                           NLM-WM 420

Índice para catálogo sistemático:

1. Psicoterapeutas : Autobiografia e obra   616.8914092

Compre em lugar de fotocopiar.
Cada real que você dá por um livro recompensa seus autores
e os convida a produzir mais sobre o tema;
incentiva seus editores a encomendar, traduzir e publicar
outras obras sobre o assunto;
e paga aos livreiros por estocar e levar até você livros
para a sua informação e o seu entretenimento.
Cada real que você dá pela fotocópia não autorizada de um livro
financia o crime
e ajuda a matar a produção intelectual de seu país.

UMA VIDA PARA O CORPO

AUTOBIOGRAFIA DE
Alexander Lowen

summus editorial

UMA VIDA PARA O CORPO
Autobiografia de Alexander Lowen
Copyright © 2004, 2007 by Alexander Lowen
Direitos desta tradução adquiridos por Summus Editorial

Editora executiva: **Soraia Bini Cury**
Assistentes editoriais: **Bibiana Leme e Martha Lopes**
Tradutora: **Maria Silvia Mourão Netto**
Capa: **Daniel Rampazzo/Casa de Idéias**
Foto da capa: **Bioenergetics Press**
Projeto gráfico e diagramação: **Raquel Coelho/Casa de Idéias**

Summus Editorial
Departamento editorial:
Rua Itapicuru, 613 – 7º andar
05006-000 – São Paulo – SP
Fone: (11) 3872-3322
Fax: (11) 3872-7476
http://www.summus.com.br
e-mail: summus@summus.com.br

Atendimento ao consumidor:
Summus Editorial
Fone: (11) 3865-9890

Vendas por atacado:
Fone: (11) 3873-8638
Fax: (11) 3873-7085
e-mail: vendas@summus.com.br

Impresso no Brasil

Este livro é dedicado à minha esposa, Rowfreta
Leslie Lowen, cujos olhos maravilhosos
refletiram o amor pela vida.

Respeitosamente, agradeço ao dr. Robert Glazer todo o empenho e a energia que dedicou à edição de minha autobiografia. Expresso também minha estima para com o dr. Harris Friedman, por sua capacidade de organização, e para com Alice Allen, por sua valiosa assistência editorial. Meus agradecimentos a Savi Maharaj e Kristin Saunders por todas as longas horas em que ficaram transcrevendo e processando este manuscrito no computador. Um obrigado especial e minha gratidão a Monica Souza, que tem sido minha secretária, governanta e amiga generosa desde que minha esposa faleceu.

Sumário

Prefácio.. 11

Introdução 15

PARTE 1 – O DESAFIO DE RESOLVER A CISÃO
MENTE–CORPO, 21

1. A infância e a faculdade municipal 23
2. Meus 20 anos e início dos 30 37
3. Conhecendo o dr. Wilhelm Reich 45
4. Experiências com Reich 51
5. Rowfreta Leslie Walker 57
6. Faculdades de medicina nos Estados Unidos 66
7. A Universidade de Genebra e a vida na Suíça.......... 70
8. O nascimento de Frederic Lowen 83
9. O Conselho dos Examinadores de Medicina de
   Nova York 88
10. Dr. John Pierrakos....................................... 91
11. Desenvolvimento do Instituto de Análise Bioenergética e
    experiências no Instituto Esalen........................ 99

PARTE 2 – FOTOS DE MINHA VIDA, 111

PARTE 3 – REFLEXÕES SOBRE MEUS LIVROS E SEU
DESENVOLVIMENTO, 121

12. Meus livros 123

   1958-1970: O corpo em terapia: a abordagem bioenergética.....123

10 | Alexander Lowen

Amor e orgasmo 130
O corpo traído 135
Prazer: uma abordagem criativa da vida 137
1972-1980: O corpo em depressão: as bases biológicas de fé
   e de realidade 140
Bioenergética 142
Exercícios de bioenergética: o caminho para uma
   saúde vibrante 145
Medo da vida: caminhos da realização pessoal pela vitória
   sobre o medo 147
1984-1995: Narcisismo: negação do verdadeiro self 151
Amor, sexo e seu coração 152
A espiritualidade do corpo: bioenergética para a beleza
   e a harmonia 153
Alegria: a entrega ao corpo e à vida 156

PARTE 4 – BASES DA BIOENERGÉTICA, 159

13. Grounding 161
14. Nossa cultura em suspensão 177
15. Vibração 188

PARTE 5 – BIOENERGÉTICA E VIAGENS PELO MUNDO, 201

16. México, Tóquio e Havaí 203
17. Iugoslávia, Hungria e Itália 214

PARTE 6 – ANOS DE PRAZER E ESTRESSE, 225

18. O corpo me ensina: doença psicossomática 227
19. O Instituto Internacional de Análise Bioenergética 237
20. Anos de prazer e estresse 250
21. Meu 79º aniversário e além 270

PARTE 7 – HONRANDO O CORPO, 277

22. Realização 279

Prefácio

Conheço Alexander Lowen há mais de trinta anos. Entre 1975 e 1982, fui seu aluno e paciente. Somos ligados por um forte sentimento de respeito e afeto e por uma profunda admiração pela análise bioenergética. Pratico a análise bionergética e dirijo a Sociedade de Análise Bioenergética da Flórida desde 1984. Nosso curso de treinamento tem mais de vinte anos.

No outono de 2002, o destino tocou dr. Lowen e eu. Telefonei para ele um dia, depois de ficarmos sem contato por vários anos, e disse que desejava reimprimir seus livros esgotados. Sua resposta foi: "Mande um contrato, mas eu preciso de ajuda com a autobiografia".

Vários meses mais tarde, soube por seu filho Fred que a secretária que estivera trabalhando com ele em sua autobiografia tinha ido embora naquele dia, sem qualquer aviso.

Entre o Natal de 2002 e o de 2003, visitei Al quatro vezes em New Canaan. Quando o clima nos permitia, caminhávamos e conversávamos pelo menos três vezes por dia. Fiz algumas sessões com ele. Revisamos os textos que ele redigira em 2000 e os manuscritos mais breves, que ditara em 2002. Nessas conversas, Al respondeu a todas as perguntas que lhe apresentei. Esclareceu suas opiniões sobre a análise bioenergética, explicou como se sentia a respeito de Wilhelm Reich, falou de suas experiências de vida mais importantes, seu casamento e suas vivências com a sexualidade, a energia e Deus. Não houve tópico que ele evitasse ou deixasse de comentar.

Quando comecei o trabalho de edição do material, disse a Al: "Sua história é boa e merece ser contada". Concluída essa fase, fico muito satisfeito por sua vivência extraordinária estar sendo narrada.

A história de Lowen merece ser conhecida devido à multidão de pessoas mobilizadas por seu trabalho, sua força de caráter e sua devoção inabalável ao corpo como caminho para a saúde emocional. Em *Uma vida para o corpo*, ele narra com franqueza e perspicácia a maneira como suas experiências pessoais e sua história psicológica levaram-no ao desenvolvimento da bioenergética. Trata-se de uma referência na psicologia e na psicoterapia contemporâneas para os que querem lidar com a dor e a doença emocionais, tão comuns em nossa cultura.

Mas como é, na realidade, Al, a pessoa? Muitas vezes, eu o descrevi como "o homem com mais clareza sobre quem é que eu já conheci na vida". Isso significa que ele nunca esconde em que acredita, seja fácil ou não, nem se esquiva de qualquer coisa significativa a respeito da qual seja abordado, especialmente sobre emoções e força vital. Sua excepcional capacidade de destacar o papel do corpo na psicoterapia pôde se basear na consistência de sua energia e, embora isto não seja geralmente mencionado, também em sua inocência e afetuosidade. Das muitas experiências que vivemos em 2003, três casos ilustram claramente sua natureza.

Desde o falecimento de Leslie, Al tem contado com a ajuda de uma secretária e governanta que cuida dele e administra suas atividades profissionais. Monica Souza, uma brasileira de 40 anos, fica com Al de segunda a sexta, 24 horas por dia. Certa vez, ela me contou que num dia muito frio de inverno, em Connecticut, precisou sair e limpar com uma pá a neve que bloqueava a entrada da casa. Como conhece a natureza de Al, ela escondeu os sapatos próprios para neve dele e disse que ia sair. Certo tempo depois de ter começado a limpar a neve acumulada, Al aparece e começa a manejar outra pá, ao lado dela. Olhando para ele, ela diz: "Mas você é impossível". E ele: "É mesmo, sou impossível". Aos 92 anos, o mesmo caráter impossível de ser reprimido.

Monica também contou que não consegue esconder de Al algo que esteja sentindo e que ele cuida dela. Um dia, Al recebeu a visita de um sujeito muito importante, prepotente. Durante a reunião, o visitante ordenou asperamente que Monica fosse pegar alguma coisa para ele na cozinha. Ela atendeu ao pedido, mas Al percebeu o quanto a secretária estava incomodada. Quando ela voltou, Al chamou a atenção do homem para a forma como havia falado com Monica e sugeriu que ele se desculpasse com ela.

Quando Al e eu trabalhávamos no livro, ele me disse: "Bob, parece que você está gostando disso". Pensei por um momento e, como era verdade, disse: "Estou sim". Tanto Al como eu sabíamos o quanto este livro era importante para ele, mas ainda assim ele avisou: "Porque, se para você não for um prazer, não faça o livro". Se eu não estivesse gostando de trabalhar no projeto, ele teria concordado em parar com tudo.

As atitudes dos conhecidos de Al na comunidade de New Canaan – pequenos comerciantes, motoristas de táxi, donos de restaurantes – sempre demonstram carinho por ele. A maioria são pessoas que ele conhece há mais de trinta anos, e pude constatar como elas sempre se dirigem a Lowen com respeito e uma genuína satisfação por aquele momento de contato.

Apesar de tudo que realizou, Al nunca abandonou seu caráter sincero e amigo.

Ao longo da vida, Alexander Lowen conquistou quatro títulos acadêmicos: bacharel em ciências, bacharel em direito, doutor em ciências jurídicas e doutor em medicina. Desenvolveu os conceitos propostos por Wilhelm Reich para construir sua análise bioenergética e criou uma ampla organização chamada Instituto Internacional de Análise Bioenergética (IIAB) a fim de alicerçar e promover sua abordagem terapêutica. O instituto tem hoje mais de 1.500 membros, além de 54 institutos de treinamento no mundo todo. A análise bioenergética é praticada atualmente não só nos Estados Unidos, como também no Canadá, na Europa, na América Latina, em Israel, na Nova Zelândia, na Austrália, no Japão, entre outros.

Al é autor de doze livros (muitos dos quais traduzidos para até oito idiomas) e incontáveis artigos, além de outras publicações profissionais. Ademais, divulgou internacionalmente suas idéias num sem-número de entrevistas, fitas de vídeo e de áudio e palestras. A criação do *Journal of Bioenergetic Analysis* foi motivo de enorme satisfação para ele, uma vez que significa a existência de um fórum constante de exames e debates dos conceitos introduzidos por ele no campo da psicoterapia. No entanto, quando lhe perguntam o que mais deu sentido à sua vida, ele responde sem vacilar: "Sentir o prazer e a vida do corpo".

Tive a honra de fazer parte desta narrativa da história de vida de Alexander Lowen. É a história de como ele honrou o corpo e curou a cisão mente–corpo. E de como, ao longo do processo, ajudou a humanidade. A análise bioenergética tem mais de cinqüenta anos. Alexander Lowen está com 96. Nesta autobiografia, ele expõe uma sabedoria de que todos podemos usufruir com satisfação. Seu foco sobre a alegria de viver, sobre sentir a vida, é um convite para que honremos o corpo.

Robert Glazer, Ph.D.

Introdução

Se você está disposto a aceitar as realidades da vida, viverá mais tempo. Foi o que me permitiu chegar os 96 anos de idade. Fui criado para dar valor à mente e ao intelecto, não ao corpo. Mas privilegiar a vida mental contrariava minha natureza. Assim, curar em mim a distância entre mente e corpo se tornou meu desafio de vida. E nos mais de sessenta anos em que pratiquei a psicoterapia, aprendi que o caminho para a saúde emocional passa pelo corpo. Afinal, o propósito essencial da análise bioenergética sempre foi curar a cisão mente–corpo.

A divisão entre corpo e mente, para mim, veio das diferenças entre meus pais. Meu pai era um homem suave, voltado para o prazer, pouco ambicioso; já minha mãe era rígida, exigente e insatisfeita. Imigrantes russos, eles levavam uma vida dura, predominantemente carente de amor. Diziam ter ficado juntos pelos filhos. Suas vidas foram marcadas pela negação e pela resignação: ele sem conseguir ganhar dinheiro suficiente, ela desinteressada pelo sexo.

Passei a infância brincando nas ruas do Harlem e a adolescência jogando *handball*. A atividade física permitia que minha mente estudasse. Empregos de treinador em acampamentos de verão na área de Catskills, durante a faculdade, permitiram-me dançar e começar a sair com as garotas. O convite que fiz à minha esposa Leslie para posar como modelo para um livro sobre exercícios físicos que eu planejava escrever se transformou em namoro. Infelizmente, eu fora criado com sentimentos de humilhação e vergonha em torno da sexualidade. Até o dia em que resolvi impedi-la, minha mãe costumava ficar no meu quarto para garantir que minhas mãos ficassem sobre as cobertas quando eu ia dormir. Para ela, sexo era sujo.

Aos 30 e poucos anos, o destino me levou a estudar e fazer terapia com o dr. Wilhelm Reich. A força e a crença de Reich numa sexualidade saudável me ajudaram a livrar-me da culpa que sentia com relação ao sexo. Durante a terapia com Reich, senti o poder do reflexo do orgasmo, a capacidade do corpo para se mover conforme suas contrações involuntárias, para liberar a tensão e sentir o fluxo de excitação e alegria. Reich sempre enfatizava a respiração, mesmo que suas palavras não fossem dirigidas a forçá-la. A cada sessão, compreendíamos que a meta era ampliar a respiração. A coragem e a integridade de Reich me permitiram desafiar a cisão entre mente e corpo, demonstrando um número incontável de vezes minha defesa contra um ser apenas mental.

Apesar de ter escrito *Análise do caráter*, Reich não enfatizava a análise do caráter. Quando lhe disse que queria ser famoso, ele não enxergou meu trauma narcisista. Reich e eu sentíamos um forte respeito pelo intelecto em si e pelo intelecto um do outro. No meu caso, sua sabedoria consistiu em reconhecer que meu intelecto funcionava bem; o que eu precisava era entrar em contato com meu corpo. Ele mudou minha vida.

O grande momento da virada na terapia ocorreu dois anos e meio depois, num processo de três sessões semanais. Já havia tempo que eu conseguia fazer meu corpo respirar, relaxar e expressar o reflexo do orgasmo regularmente, mas minha personalidade ainda apresentava uma neurose. Reich me olhou e disse: "Lowen, você vai ter de parar". Isso significava que a terapia fracassara e que não havia outra alternativa senão aceitar o fato. Reich entendia intuitivamente que isso me abalaria profundamente, o que de fato aconteceu. Profundamente desesperado, entreguei-me a um choro intenso, que levou meu corpo a se soltar ainda mais, permitindo-me atingir um novo nível de cura.

Institui a análise bioenergética a fim de ajudar as pessoas, expressar minha criatividade e contribuir para o esclarecimento da complexidade da divisão mente–corpo. O diagrama desenhado por Reich para expressar a dicotomia da visão mente–corpo deu início a meu estudo:

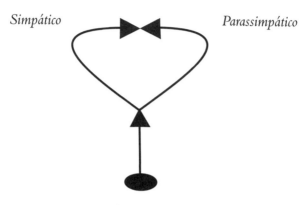

Unidade e antítese no sistema nervoso autônomo

Em meu livro *A espiritualidade do corpo: bioenergética para a beleza e a harmonia*, de 1990, esse diagrama assumiu a seguinte forma:

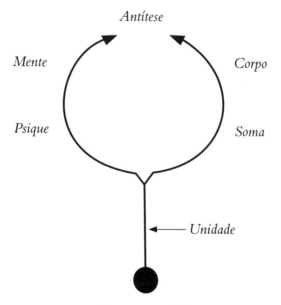

18 ‖ Alexander Lowen

A vida contemporânea encoraja nossas cisões, enfatizando a cabeça, o intelecto, as realizações materiais. A profundidade da divisão entre mente e corpo na vida contemporânea é insana. Quando comecei a trabalhar como terapeuta nos anos 1950, priorizava a análise do caráter. Meu primeiro livro, *Physical dynamics of character structure* – depois chamado *Language of the body* [*O corpo em terapia*, na tradução brasileira] –, enfatiza os tipos de caráter. Minha ênfase agora está no trabalho com a energia, especialmente nos pés e no *grounding*. Hoje em dia, muitos terapeutas têm medo do poder do *grounding*. Assumem o papel de conselheiros, confidentes e analistas, mas não o de líderes. Liderar significa dirigir e sentir firmemente o chão de suas próprias opiniões e de sua própria postura. Até mesmo diversos terapeutas bioenergéticos deixaram de usar um trabalho corporal forte, e não efetuaram seu próprio *grounding* – necessário para o terapeuta se tornar um modelo e um líder para seus pacientes.

Atualmente, faço mais ou menos sete ou oito sessões de terapia por semana. Trabalho com os pacientes que vêm a New Canaan para experimentar minha versão da análise bioenergética. A base da bioenergia veio de minhas experiências terapêuticas com Reich. Naquele tempo, a terapia reichiana ocorria com o paciente deitado num colchonete ou numa cama. Durante uma sessão, minhas emoções me fizeram levantar, ficar na frente da cama e me esticar todo para cima antes de socar a cama com raiva, com toda a fúria. Isso era incomum numa terapia reichiana. Meu corpo estava me mostrando a importância de usar as pernas e ficar em pé no processo terapêutico.

Quando trabalho com os clientes, nos dias de hoje, minha ênfase recai sobre a vibração e o trabalho corporal intenso. Não peço mais aos pacientes que torçam toalhas. Meu foco está em trabalhar a energia e o *grounding*, isto é, a experiência de sentir os pés, não só de ficar em cima deles. O termo "understanding"* [compreender] integra a sen-

---

* Lowen alude ao fato de o termo conter *under*, que significa embaixo/sob, e *standing*, ficar em pé. (N.T.)

sação da metade inferior do corpo com ficar em pé. Isso, para mim, é da maior importância atualmente. Chamei o exercício que desenvolvi para trabalhar esse aspecto de "Conectando os pés à Terra".

A menos que o dia esteja extremamente frio em Connecticut, saio da minha casa em New Canaan, dobro à direita e ando mais ou menos 1 quilômetro, até chegar a uma rua de nome lindo, Scenic Drive [Passeio Panorâmico]. Enquanto caminho, solto bem alto um som "haaaaaaa". Respiro fundo, produzo sons variados, movimento o corpo e sinto mais energia fluindo em mim. Quando caminho, experimento o prazer do corpo, o oxigênio revigorando os pulmões. Mexer o corpo desperta minha vitalidade e me permite sentir a energia fluir.

Rowfreta L. Walker (Leslie), minha esposa por mais de 58 anos, faleceu no dia 4 de junho de 2002. Ela sempre foi o lado sensível de nosso casamento, e eu sempre fui o intelecto. Ela sempre conseguia entender intuitivamente como uma pessoa estava se sentindo, e aprendi muito com ela. Partilhamos a sexualidade, desfrutamos a vida, criamos um filho de temperamento ameno e percorremos juntos a senda do desenvolvimento da bioenergética. Leslie foi uma mulher maravilhosa. Sempre me senti atraído por ela, e ela sempre quis uma vida prazerosa.

Nesta altura da vida, praticamente curei minha cisão mente–corpo, condição mantida somente graças a um processo contínuo de trabalho *diário* com meu corpo. Vivenciar a vida do corpo é um processo incessante, e alcançar a longevidade é sua recompensa. A terapia deve desafiar nossas cisões: pensamento x sentimento; fazer x ser; controlar x abrir mão; descarga sexual x amor. A sociedade contemporânea não incentiva a vida do corpo nem a busca da saúde, mas enfatiza o dinheiro e o poder. No entanto, são o prazer e a alegria que dão sentido à vida. Dediquei a minha a procurar a cura da divisão corpo–mente em mim e ao prazer da vida do corpo. E tive a sorte de vivenciar acontecimentos que me permitiram experimentar tais coisas.

Parte 1

O desafio de resolver a cisão mente-corpo

Na década de 1910, as ruas do Harlem eram meu refúgio e local de prazer. Livros da biblioteca pública me abriam mundos muito além da infelicidade de meus pais. A adolescência significou momentos de excitação e êxtase, mas também de frustração; o desafio da vida do corpo *versus* a da mente estava em ação. Minhas sessões com Reich concentravam-se em *respirar, respirar, respirar*. Pela força da personalidade de Reich e de minha terapia pessoal, encontrei meu caminho; e esse caminho serviu de base para a análise bioenergética.

1

A infância e a faculdade municipal

Nasci na cidade de Nova York, em 23 de dezembro de 1910, filho de pais judeus russos emigrados por volta do início do século XX. Meu pai foi o caçula de cinco irmãos e o último a vir para os Estados Unidos. Minha mãe tinha uma irmã mais nova morando na cidade. Nunca conheci meus avós.

Guardo lembranças de quando era bebê, e elas não são agradáveis. Minha sensação geral acerca dos primeiros 5 anos de vida é um pouco misturada. Embora não me recorde disso, acredito que mamei no peito mais ou menos até os 9 meses e que não fui um bebê feliz.

Numa foto dessa época, estou de barriga para baixo, olhando para cima com uma expressão triste nos olhos (ver Parte 2: Fotos de minha vida). Minha lembrança mais antiga é uma cena em que estou sentado no chão da cozinha, enquanto minha mãe está ocupada. Também me lembro de engatinhar pela casa junto com outro bebê, uma prima, quando tinha mais ou menos 1 ano. Não me recordo – nem da sensação – de estar no colo de minha mãe. Mas tenho um sentimento afetuoso por meu pai, que passou a brincar comigo conforme fiquei maiorzinho.

Quando eu tinha 4 anos e meio, minha mãe deu à luz um par de gêmeas, num parto domiciliar. Eu não sabia que ela estava grávida nem a tragédia que viria com a morte de um dos bebês. Não percebi que alguém estava morrendo, só que de repente tudo ficou muito agitado. As pessoas se colocavam ao lado da porta, e eu sentia que alguma coisa importante tinha acontecido, embora o momento não fosse de alegria. Quanto a mim, sobrei em pé, perto da porta. Não sei quem mais estava lá, talvez parentes. Sei que não tive o sentimento da morte de minha irmã, e não tenho uma imagem dela gravada na mente. Notei que alguma coisa grave acontecia, mas depois tudo ficou normal de novo. Meu pai estava lá, então não fiquei sozinho. Não acho que tenha sido significativo, por isso não me estendo mais sobre o episódio.

Meu pai era dono de um comércio de lavagem manual de roupas. Depois do nascimento de minha irmã, saímos de nosso pequeno apartamento atrás da loja e fomos para outro, no andar de cima. Nos primeiros tempos, minha mãe trabalhava com meu pai. Guardo diversas recordações agradáveis dessa época, como colher flores no parque para minha mãe e sua irmã e construir castelos de areia na praia com meu pai.

Minha mãe era uma mulher miúda. Ao se sentar numa cadeira, seus pés nunca alcançavam o chão – para evitar isso, ela sempre se sentava na beirada do assento, com as costas muito retas. Sua rigidez, acredito, associava-se a uma necessidade de controle. Certa vez, quando eu tinha 3 ou 4 anos, estávamos sentados lado a lado na beirada da cama. Eu era irrequieto, e ela provavelmente encontrava dificuldades em me vestir, talvez tentando dar o laço nos cadarços de meus sapatos. Então, ela se virou para mim e me beliscou na coxa, torcendo a carne com força. Doeu muito, mas eu não chorei. Nunca mais esqueci a sensação de que minha mãe poderia ser cruel se eu me opusesse a ela.

Até hoje, quando alguém movimenta as mãos como se fosse atacar, eu recuo e me encolho. Desde muito pequeno, ouvi dela: "Pare de chorar, pare de chorar". Logo, tinha dificuldade em chorar e não chorava porque não queria me entregar à fraqueza. Nunca vi minha mãe chorar, cantar ou rir – para ela, a vida era algo muito sério. Minha mãe estava sempre atarefada; não me lembro de tê-la visto nem sequer uma vez fazendo alguma coisa agradável ou lúdica. Também nunca vi meus pais dançarem, mas um dia, eu devia ter 4 ou 5 anos, abri a porta do quarto e os vi juntos. Eles ficaram muito constrangidos e rapidamente fecharam a porta.

Meu pai era exatamente o oposto de minha mãe: suave, de temperamento fácil, amante do prazer. Nos domingos de inverno, levava-me para passear de trenó, e, no verão, jogava bola comigo. Quando eu tinha 5 anos, passamos juntos uma tarde de domingo na praia. Lá, ele me levou a um parque de diversões com brinquedos, jogos e doces. À medida que caminhávamos pelo calçadão de piso de madeira e chegávamos mais perto do parque, eu pude ouvir a música e ver as luzinhas faiscantes. Fiquei absolutamente empolgado. Acreditava estar num mundo encantado, aquilo era irreal.

A relação com minha mãe, porém, era real demais, concentrada nas funções básicas de comer, eliminar e dormir. Sua noção de uma boa mãe consistia em ter filhos comilões e gordos. Durante toda minha infância, querendo me fazer sentir culpado por desperdiçar comida, ela me obrigava a comer tudo que estava no prato enquanto contava histórias de pessoas que morriam de fome na China. Não sei se era porque eu não conseguia agüentar tudo que ela me servia ou porque precisava resistir à sua dominação, mas até hoje não consigo raspar o prato. Por outro lado, se eu gostava de alguma coisa, ela nunca me dava tudo que eu queria. Mesmo quando eu já era rapaz, ela me levava suco de laranja no quarto, insistindo que eu não o tomasse antes de escovar os dentes. E foi assim por todo o tempo que vivi na casa de meus pais.

Lembro-me de fazer xixi na cama e depois ser obrigado a usar um urinol embaixo desta; nessa época, eu devia ter uns 2 anos. Recordo-me de urinar no sapato em vez de no penico, como uma forma inconsciente de rebelião e vingança contra minha mãe. Quando fiquei maior, ela se colocava na frente da bacia e dizia: "Faça xixi, faça

26 | Alexander Lowen

xixi, faça xixi". Em seguida, abria a torneira e dizia: "Faça, faça, faça". Ela nunca me deixava em paz; estava sempre me controlando. Minha mãe era ainda mais compulsiva a respeito da evacuação. Examinava minhas fezes todos os dias para ver se estavam "normais". Claro que minha função intestinal não era normal e eu sofria de constantes dores de barriga e constipação. Se laxantes como óleo de rícino não funcionavam, eu tinha de receber um enema. Lembro-me inclusive de minha mãe me perseguindo rua abaixo, com um copo de leite de magnésia. Ela não tinha absolutamente nenhuma fé na capacidade do corpo de regular seu próprio funcionamento. Qualquer gripe exigia sua interferência. Quando meu nariz começava a escorrer, as gotas de Argyrol me faziam espirrar e expelir um muco escuro de aparência grotesca, envergonhando-me terrivelmente. Ela costumava tratar minha freqüente bronquite com um contra-irritante, como mostarda quente, colocada entre duas camadas de pano e aplicada na pele de minhas costas. Depois, vestia-me com um pijama bem quente para que eu suasse durante a noite. Essa terapia geralmente funcionava e, após dois ou três dias, eu tinha permissão para sair da cama. Se eu tivesse febre, chamava um médico por US$ 1 ou US$ 2 a visita.

O que me salvou naqueles tempos foi sair do apartamento e ir para a rua, onde eu encontrava meninos com quem brincar. Lembro de, por volta dos 4 anos, brincar na rua com um grupo de meninos, todos mais ou menos dessa idade, enquanto nevava. Todos dançávamos em torno de um poste de luz, cantando: "Está nevando, está nevando, um menininho está crescendo". Brincávamos de lutinhas, jogávamos todo tipo de jogos, sentíamo-nos livres e felizes. Um bonde circulava na rua em que eu morava, mas não havia automóveis. Cavalos e charretes faziam entregas de mercadorias nas lojas. Em cada quarteirão, morava um grupo de meninos da mesma idade.

Conforme eu crescia, jogávamos damas, colecionávamos broches de campanhas, assávamos batatas e *marshmallows* em fogueiras na calçada, quando fazia frio – parece que sempre havia alguma coisa a ser feita. Minha mãe não me batia; contudo, se eu a desobedecesse, ela não me deixava sair para brincar. Para mim, tratava-se de uma punição terrível, quase como se ficasse confinado numa cela. Impedir-me de sair para brincar era a punição mais severa que minha mãe poderia aplicar.

Aos 6 anos, fui matriculado na escola local. Um dia, minha mãe me levou até o prédio escuro da escola e me deixou ali com outras crianças. Tive medo e chorei muito quando ela saiu. Mas a gente acaba se acostumando com tudo, e eu me acostumei a ir à escola. Durante meses, minha mãe me levou e buscou todos os dias. Por algum motivo, eu freqüentemente chegava atrasado, e, como castigo, tinha de ficar sentado por meia hora no apoio de joelho da mesa do professor. Embora fosse uma situação humilhante, eu não me sentia humilhado. Com 6 anos, minha personalidade já tinha sido suficientemente agredida por minha mãe para que me ressentisse daquela atitude do professor. Eu já era um sobrevivente.

A escola nunca foi problema para mim. Era bom aluno e tirava notas altas, especialmente em aritmética, sem fazer qualquer esforço especial nesse sentido. Sabia que minha família esperava isso de mim. Com mais ou menos 10 anos, levei para casa um boletim que não tinha só notas 10. Meu pai disse: "Se não consegue tirar as notas mais altas, não venha para casa". Não fiquei muito magoado – sabia que ele não achava aquilo de verdade –, mas melhorei as notas.

Meu desempenho escolar foi bom o suficiente para que eu pudesse pular de ano duas vezes. Lembro de um incidente representativo de minha postura em relação aos estudos. Quando estava na 3ª ou 4ª série, sentado à minha carteira, ouvindo o professor falar, pensei comigo: "Você não precisa acreditar em tudo o que ele diz". (Continuo achando essa idéia muito incomum para uma criança; porém, já mais velho, entendi que tal atitude refletia ceticismo frente a figuras de autoridade.)

A única coisa da escola que eu realmente detestava era a lição de casa. Ao final das aulas, eu queria sair, brincar com as outras crianças e me divertir – adiando a lição de casa até o último minuto. Sem dúvida era difícil fazer lição de casa num domingo à noite, depois de passar o dia todo brincando. De 1915 a 1925, a rua foi o centro de minha vida. Brincar com as crianças do quarteirão era o que mais alimentava meu espírito. Mal podia esperar para sair. Quando o tempo estava bom, minha vida na rua era um circuito diário de brincadeiras – quase toda semana uma nova circulava pela cidade. Brincávamos de esconde-esconde, polícia-e-ladrão, todas as espécies de jogos com bola, amarelinha e bola de gude; às vezes, pulávamos corda com as meninas. Fazíamos nossas próprias pipas e carrinhos de rolimã – bons substitutos das bicicletas que não tínhamos –, entre vários outros brinquedos para nos divertir entre a primavera e o outono. No inverno, como a cidade não tinha equipamento para remoção da neve, esta durava dois ou três meses nas ruas. Ela era empurrada para os lados com pás, criando morrinhos que a gente escalava e usava como fortalezas. Essa vida física compensava a ausência de uma vida emocional afetuosa em casa.

Logo que aprendemos a ler, a biblioteca pública se tornou uma fonte de grande prazer. Adorava ler os contos de fadas, especialmente aqueles de capa azul ou vermelha. Conforme fui crescendo, as histórias de índios de James Fenimore Cooper se tornaram mais interessantes. Minha irmã também devorava os livros, e a leitura fez de nossa casa um lugar estimulante de se estar. Embora, à exceção dos livros, minha irmã e eu não tivéssemos muitos brinquedos, sempre podíamos visitar nossos colegas de escola e brincar com eles em suas casas.

Quando estava com 7 ou 8 anos de idade, minha família se desfez – fosse qual fosse a espécie de relação de meus pais, a situação entre eles piorou drasticamente. Minha mãe acusou meu pai de dar à irmã dele o dinheiro que ambos vinham juntando com muito trabalho. Meu pai então fez as malas e foi morar com nossa tia. Arrasada e histérica, minha mãe berrava: "As crianças, as crianças". Decidida a persuadi-lo, ela usou nosso sofrimento para fazê-lo voltar. E ele voltou — por nossa causa, como disse depois. Daí em diante, nunca mais presenciei nenhum gesto de intimidade entre eles, embora morassem juntos. Meu pai passava o dia inteiro na lavanderia, enquanto minha mãe se ocupava em cuidar da casa, reclamando que ele não tinha dinheiro suficiente para cobrir as despesas. Eles só se falavam quando estritamente necessário.

Fiquei pensando em como duas pessoas tão diferentes, de personalidades diametralmente opostas, puderam se unir. Minha mãe, sem a menor inclinação para o prazer, era uma pessoa ambiciosa. Meu pai, amante do prazer, era desprovido de agressividade e um fracasso na vida comercial. Amando os dois, sentia-me dividido. Ela o acusava de ter outra mulher, o que talvez fosse verdade, mas eu não tinha tanta certeza disso. Ambos falavam comigo sobre seus problemas e sofrimentos, e eu me sentia impotente, dividido entre as visões que cada um tinha da situação.

O problema, na verdade, era o fato de eles não falarem um com o outro, exceto para se queixar. Às vezes, minha mãe ficava tão desesperada que começava a gritar, o que não surtia o menor efeito nos ouvidos moucos de meu pai. Detestava escutar aquilo, fazia que me sentisse paralisado. Acredito ainda que ele não entregava o dinheiro necessário a ela porque ela não se entregava sexualmente a ele, mas também acredito que ele não ganhasse muito com a loja. Meu pai não era ambicioso, era um notívago que preferia trabalhar até de madrugada e acordar tarde no dia seguinte. As pessoas abusavam dele por não ser um homem combativo.

Aos 12 anos e meio, passei por uma experiência que pressagiou algo que eu enfrentaria adiante, nos anos finais da juventude. Passávamos uma temporada num chalé em Rockways, como sempre fazíamos nos verões. Meu amigo de 13 anos, de um chalé vizinho, conhecia uma menina que morava por perto. Ela devia ter uns 12 anos, mas ainda não havia menstruado. Estávamos brincando atrás das casas quando ela perguntou: "Vocês querem fazer uma brinca-

30 || Alexander Lowen

deira suja?". Meu amigo concordou, e ela levantou o vestido, tirou a calcinha e se deitou na grama, expondo sua vagina. Meu amigo tirou o pênis para fora e tentou penetrá-la, sem sucesso. Eu era pequeno demais para tentar, mas fiquei assistindo à cena, cheio de uma excitação arrebatadora. Meu corpo tremia com a intensidade de uma sensação extremamente agradável. A lembrança dessa experiência (que hoje ainda é capaz de me excitar sexualmente) abriu-me os olhos para um mundo de prazeres e até mesmo de êxtase. Mundo no qual, infelizmente, não fui capaz de ingressar antes da idade adulta.

Minha infância estava terminando. Aproximava-me dos 13 anos, idade que, na maioria das culturas, assinala a passagem do menino para a fase madura. Ao completar essa idade, tive meu *bar mitzvah* – com pouco significado ou sentido para mim. Depois disso, já não precisava mais me vestir como um menino; aos 13 anos, podíamos usar calças compridas em vez de bermudões com meias três-quartos. Esse costume, no entanto, já estava em vias de extinção.

Também aos 13 anos, descobri a masturbação. Surtia um efeito tão forte em mim que eu me masturbava praticamente todos os dias. Meu pai me levou ao médico, que me garantiu se tratar de uma coisa muito normal, desde que não fosse excessivamente freqüente (eu nem tinha dito nada sobre o fato de me masturbar todo dia). Na realidade, sentia-me muito envergonhado com aquilo, que acreditava ser uma fraqueza de personalidade. Não me sentia culpado, mas profundamente envergonhado. Às vezes, achava que as pessoas sabiam, só de me olhar, o que eu fazia. Nessa fase, relutava para ir dormir, achando que pudesse morrer. Não tinha amigos próximos, meninos, com quem repartir essas experiências.

Terminei o ensino fundamental e fui aceito na Townsend Harris High School, uma escola de ensino médio preparatória para admissão na City College of New York [faculdade da cidade de Nova York]. Somente os alunos mais inteligentes da cidade eram aceitos, e tive a sorte de ser incluído nesse grupo. Formara-me no curso fundamental com uma medalha de proficiência geral, por ter passado com a média mais alta da escola nos exames finais. Ainda assim, no centro de admissões do colegial, não fui um dos alunos do primeiro grupo a se matricular. Senti-me um pouco diminuído por essa falta de reconhecimento, mas estava feliz por ter sido aceito.

As aulas do ensino médio aconteciam no *campus* da City College of New York, o que me obrigava a ir e voltar de ônibus. Levava almoço de casa, como outros faziam, porque meus pais não tinham condições de bancar a comida servida no colégio. Townsend Harris, uma escola de ensino médio diferenciada, dedicava especial atenção à erudição. Seu currículo consistia nos quatro anos regulares do curso espremidos em três, sem programa de educação física nem ginásio esportivo, sem aulas de artes ou música, sem atividades extraclasse, extracurriculares ou sociais. Os alunos podiam se encontrar na lanchonete ou no *campus* da faculdade.

Eu não tinha dificuldade com os estudos; mas constatei que, em relação às habilidade intelectuais, muitos alunos se equiparavam a mim, enquanto outros me superavam. Optei por estudar francês como língua estrangeira obrigatória. Muitos escolheram latim. Um aluno da minha turma, Paul Goodman (que se tornou um escritor conhecido nos anos 1930 e 1940), era, em minha opinião, um verdadeiro gênio. Ficamos amigos durante meu terceiro ano na Townsend Harris, e notei que ele lia latim com a mesma facilidade com que eu lia inglês, além de resolver questões de matemática com uma destreza admirável. Eu era apenas um aluno acima da média.

Mais ou menos nessa época, o bairro em que cresci mudou radicalmente. Ao longo de toda minha infância e meninice, minha família morou num setor de classe média dos judeus, no Harlem. Depois, muitas famílias judias começaram a se mudar, numa onda que se tornou um êxodo. Algumas foram para o Upper West Side e outras para o Bronx. Minha família não podia se mudar – meu pai não tinha nem o dinheiro nem a agressividade necessários para começar em outro lugar.

Era como se meus amigos tivessem simplesmente desaparecido. O centro judaico em que eu costumava jogar basquete fechou, e não

32 | Alexander Lowen

havia mais ninguém brincando na rua. Consegui fazer dois novos amigos, alunos da Townsend Harris que moravam por perto. Entretanto, não tinha praticamente qualquer contato com as meninas da mesma idade, e nenhuma vida social. Meus pais também não ajudavam, sempre cada um para um lado, sem se falar. Eu cuidava dos registros nos livros contábeis da lavanderia e entregava as roupas limpas para os clientes. Minha irmã tinha algumas amigas, mas não eram próximas, e eu tinha pouco contato com elas. Lembro daqueles anos do colegial como um período difícil para mim. Passava a maior parte do tempo sozinho e isolado. Saía para longas caminhadas pelas ruas da cidade, sentindo-me um excluído da vida que acontecia à minha volta.

Jogar *handball** (atirando uma bola de borracha macia na parede de um prédio) ao lado do Estádio Lewisohn, perto da escola, ajudou-me bastante. Esse jogo geralmente precisava de dois times, com dois jogadores cada, mas também funcionava com apenas dois jogadores. Sempre que podia, eu estava lá: antes da escola, se estava adiantado; na hora do almoço; depois das aulas. Um colega de sala que morava ali perto jogava comigo quase todo dia; às vezes, apostávamos cinco centavos por partida, o que tornava a brincadeira ainda mais excitante. De certa maneira, esse jogo me salvou a vida. Era minha vida, a única coisa que me fazia sentir vivo. Era uma excitação para meu corpo, e eu mantive esse exercício durante a faculdade e também depois.

Terminei o ensino médio com 16 anos e me matriculei na Citty College para estudar ciências. Tirava minhas melhores notas em matemática, mas também era bom em ciências – meu pior desempenho era em redação, matéria em que quase repeti no primeiro ano da faculdade. Minha mãe suscitou em mim a necessidade de me preparar

---

* Lowen refere-se ao *American handball*, modalidade de jogo bastante praticada nos Estados Unidos, que, em sua versão de rua, consiste em arremessar uma bola contra paredes e muros (N.T.)

para uma carreira profissional. Sua vontade era que eu lecionasse; e eu pensava que poderia me tornar professor de matemática.

Foi fácil tirar as melhores notas em matemática durante todo o ensino médio. Também me saí bem no primeiro ano da faculdade, com nota 9 em geometria dos sólidos e cálculo diferencial, mas no segundo ano só tirei nota 8. Alguns dos alunos mais brilhantes de matemática tiravam 9 com facilidade, deixando em mim a certeza de que eu não pertencia àquele grupo. Enquanto eles dedicavam suas horas após as aulas a resolver problemas de matemática, eu queria jogar *handball* e basquete.

O belo ginásio da City College, com quadra de basquete para jogos interfaculdades, também podia ser usado para partidas entre times pequenos. Na hora do almoço, ou depois da aula de ginástica, organizávamos times de três jogadores e usávamos uma das cestas. Eu corria da sala para o ginásio, jogava quase que até o último minuto, apressava-me para chegar a tempo para a primeira aula após o intervalo e só então comia meu almoço, meio escondido na carteira.

No terceiro ano da faculdade, já tinha completado os créditos para me bacharelar em ciências, contudo não achava que seria um campo promissor — sempre fora um bom aluno, mas não um aluno excepcional. Não havia possibilidade de eu conseguir arcar com algum curso de pós-graduação. Vários colegas planejavam estudar medicina, mas eu realmente não estava interessado nisso. Ao contrário de minha mãe, com sua fé nos médicos e na medicina, eu tinha uma opinião negativa sobre esse campo, graças principalmente aos tantos remédios e médicos que ela empurrara para cima de mim. Mas minha resistência aos médicos originou-se do meu pai, o exato oposto de minha mãe. Ele nunca tomou qualquer remédio, até onde me lembro, tratando-se com banhos quentes e saunas caseiras para se curar de eventuais problemas.

Como eu precisava de um trabalho para levantar dinheiro, resolvi estudar contabilidade, matemática financeira e economia. Durante os anos de faculdade, vendia folhetos informativos nos jogos de futebol da faculdade. No primeiro ano, trabalhando para um promotor de eventos; no segundo, por conta própria. Descobri uma gráfica local que imprimia os folhetos por um preço razoável e organizei um grupo de alunos dispostos a vendê-los para mim. Em minha primeira iniciativa, lucrei cerca de US$ 40 ou US$ 50. Minha mãe, que se oferecera para operar o caixa, ficou extasiada com meu sucesso. Ela sonhava em montar uma banca de jornal perto da estação de metrô local, a fim de se tornar independente de meu pai.

No curso de economia, escrevi um artigo sobre o empreendimento de vender programas. O professor ficou muito satisfeito, até mesmo empolgado, com minha história. Via em mim um empresário promissor – essa oportunidade me levou a um primeiro emprego. Esse professor, amigo de um dos diretores de campo do censo comercial de 1930 em Nova York, ajudou-me a conseguir uma vaga de recenseador. Como o censo começaria em 1º de março, mudei para o curso noturno visando a completar os créditos das duas últimas disciplinas exigidas para eu me formar.

Meu serviço consistia em fazer o levantamento das empresas com sede na cidade de Nova York, especificamente no miolo do centro, nos seis quarteirões entre a Quinta Avenida e o rio Hudson. Explicava o que era o censo comercial, entregava aos donos das empresas os formulários que precisavam preencher e respondia às suas perguntas. Foi uma grande oportunidade, que me ajudou a conquistar a independência numa época em que estava cada vez mais difícil arrumar trabalho. Seis meses antes, a grande queda da Bolsa de 1929 abalara até às raízes a segurança do mundo financeiro e dera início ao período conhecido como a Grande Depressão. Recebia US$ 28 por semana de salário, o suficiente para uma pequena família nos tempos da Depressão. Meus outros colegas recenseadores também estavam felizes por dispor desse emprego e dessa fonte de renda, depois de terem perdido suas outras ocupações e economias com o colapso do mercado. E eu estava contente de contar com esse trabalho que me permitia ajudar a sustentar minha família.

Obtive o grau de bacharel em junho de 1930. Meu trabalho como recenseador, previsto para terminar no final daquele mês, continuaria até o fim do ano: de outubro a dezembro eu ocuparia o cargo de supervisor, recebendo US$ 35 mensais. No final de 1930, eu estava com 20 anos e já não era mais estudante, embora ainda não fosse adulto. Morava com meus pais, sem trabalho nem perspectiva de uma carreira profissional. Contudo, já tinha experimentado o mundo; sentia que era capaz de resolver minha vida sozinho. Entretanto, ao longo de todo o ensino médio e da faculdade, nunca fui convidado para uma festa, não tive nenhuma namorada nem sequer saí com uma garota.

Para ver uma mulher sem roupa, precisaria ter sido um *voyeur*. Era como se eu houvesse hibernado ao longo da fase em que a sexualidade deveria desabrochar. Embora morasse no mesmo apartamento que minha irmã, não me lembro de alguma vez ter me insinuado sexualmente para ela – não conseguia me aproximar de meninas menores. Mas minha sexualidade não estava morta: masturbava-me praticamente todos os dias, o que acredito ter sido minha salvação.

Com 20 anos, jogava tênis em vez de basquete e *handball*, e me exercitava regularmente nas quadras do Central Park.

Em janeiro de 1931, comecei a procurar trabalho. Descobri que a única ocupação disponível era vender sapatos de mulheres, aos sábados, com pagamento de três dólares por dia. Como não tinha qualquer experiência nessa atividade, achei que poderia blefar e fingir que sabia. Apresentei-me primeiramente na National Shoe Store, na rua 42; cheguei com boa aparência e fingi ter conhecimento no assunto. Consegui a vaga, porém minha ignorância naquele trabalho logo se tornou evidente e fui dispensado – o que aconteceu novamente em outra loja de calçados. Contudo, eu observara como esse comércio funcionava e aprendi uma parte da linguagem adequada. Enfim, obtive êxito na terceira tentativa e, durante aquela primavera, trabalhei vendendo sapatos.

Nessa época, minha família finalmente saiu do Harlem e se mudou para o lado leste do Bronx. Mas foi uma mudança forçada: meu pai atrasara o pagamento dos aluguéis e acabou ameaçado de despejo. Então tive uma boa oportunidade. Por conta de um encontro casual na rua 42, reativei o contato com um antigo colega de faculdade, que cursara comigo a disciplina de matemática financeira – pela qual eu optara logo no primeiro ano, esperando que me ajudasse a encontrar trabalho. Ele me disse que o município de Nova York estava abrindo um concurso para auxiliar de contabilidade; ele prestara o concurso no ano anterior e trabalhava para a prefeitura nessa mesma função. Fui muito bem nas provas e logo me tornei um auxiliar administrativo do Sistema de Aposentadoria dos Professores, ganhando US$ 28 por semana – um salário aceitável para a época. Aquele emprego rotineiro, das nove da manhã às cinco da tarde, consistia em cálculos atuários numa calculadora Monroe, capaz de multiplicar até dez números por dez números. Eu inseria os dígitos na máquina, acionava a manivela à mão e anotava o resultado. Sem dúvida, o trabalho mais monótono que já tinha feito na vida; era difícil ficar o dia todo fazendo apenas aquela operação. Para passar o tempo, colocava meu relógio na mesa e processava um cálculo a cada 30 segundos. Só de vez em quando havia algum outro trabalho, como arquivar documentos ou operar uma máquina IBM de perfurar cartões.

Diante de uma atividade tão rotineira, eu costumava sonhar acordado. Num desses devaneios, lembro-me claramente de me ver bemsucedido, rodeado por uma grande família, ao lado de uma linda esposa, que era também uma anfitriã fantástica – sonho que refletia toda a solidão que me acompanhou em meus anos de juventude.

2

Meus 20 anos e início dos 30

Eu sabia que precisava sair da área contábil e entrar em algum outro ramo, mas isso me parecia impossível. O mais lógico a fazer era segurar o emprego e entrar num curso noturno de direito. A Faculdade de Direito do Brooklyn, no centro do bairro, oferecia o curso das seis horas da tarde às oito da noite, e eu precisaria de trinta a quarenta minutos para cobrir a distância entre o trabalho e a escola O desafio de estudar direito, para mim, mostrou-se fácil; e também. fiz mais alguns amigos entre os colegas do curso. Claro que precisava estudar uns casos em casa, porém descobri nesse assunto uma certa lógica que atraía minha cabeça matemática.

Entretanto, continuava infeliz por ter de trabalhar no Sistema de Aposentadoria dos Professores. Então, soube por um amigo que o sistema de ensino da prefeitura de Nova York abriria concurso para professores de ensino médio – e isso exigiu que eu fizesse cursos de pedagogia na New School for Social Research. Eu parecia ter uma aptidão especial para prestar exames. Quando saiu a lista dos aprovados, lá estava meu nome em primeiro lugar. No outono de 1933, destinaram-me a uma vaga de professor temporário de contabilidade e direito comercial na Julia Richman High School, em Manhattan.

Fui professor de colegial de 1933 a 1946, em três escolas de ensino médio preparatórias de meninas para a área comercial. Lecionava das 8h40 às 15 horas, com salário de US$ 35 semanais – ainda uma boa remuneração naqueles longos anos da Depressão. Embora esse trabalho não fosse tão maçante quanto o serviço anterior de contabilidade, não me sentia empolgado com ele. Minhas aulas de direito ocorriam num nível intelectual muito mais alto do que o exigido pela contabilidade e pelo nível elementar do direito, que não constituíam desafios para mim. Por outro lado, ser professor me proporcionava diversos benefícios. Para um rapaz solteiro, US$ 35 era um salário muito bom; e lecionar durante seis horas e meia por dia me deixava tempo de sobra para o curso de direito.

Em 1935, fui efetivado e meu salário aumentou para US$ 2.100 por ano, mais os juros anuais. Estava entrando num outro mundo e comprei meu primeiro automóvel: um Studebaker de segunda mão, que rapidamente aprendi a dirigir. Um ano antes, em janeiro de 1934, formara-me bacharel em direito. Para minha surpresa, com as notas mais altas da turma, o que me rendeu a honraria *Summa Cum Laude*. Hoje em dia, um estudante de direito que se forme como o primeiro da classe será provavelmente indicado a uma vaga em alguma firma importante de advocacia; contudo, em 1934, ainda estávamos na Depressão. Recebi a oferta de uma posição na firma de um colega de classe, um sujeito mais velho com uma empresa de contabilidade. Ele queria que trabalhássemos juntos para montar um setor legal na empresa, e me ofereceu US$ 6 por semana. Como eu já ganhava US$ 50 por semana como professor, sua oferta era irrisória e, por isso, recusei-a.

No outono, passei no exame da ordem dos advogados, o que me qualificava para exercer a profissão e me outorgava o direito de trabalhar nos tribunais do estado de Nova York. Não me sentia realizado como professor, mas as outras possibilidades não me ofereciam nada melhor, ainda.

Acreditava ter capacidade intelectual para me tornar um professor de direito. A Faculdade de Direito do Brooklyn oferecia cursos que formavam doutores em direito; mais especificamente oferecia o título de doutor em ciências jurídicas. Prossegui com esse programa de estudos por mais dois anos de aulas noturnas, a fim de subir na carreira e alcançar uma posição mais desafiadora como professor. E de fato acreditava poder fazer isso: estudar sempre fora fácil para mim. Voltar à escola não mudaria minha vida; seria simplesmente uma continuação dos anos anteriores.

Embora minha vida social tivesse melhorado com a chegada de diversos outros amigos, entre colegas de classe da faculdade de direito e de outras atividades de verão, eu ainda mantinha poucos relacionamentos com mulheres – e muito pouco contato sexual. Aos 25 anos, tive minha primeira namorada, em um relacionamento que durou três anos.

Morávamos no mesmo bairro e nos encontramos um dia voltando do trabalho para casa. Fora seu professor no ensino médio da Julia Richmond, então ela me reconheceu. Era uma moça adorável, de quem eu gostava muito. Depois de sair, ficávamos no corredor de seu prédio, nos acariciando e beijando. Saíamos para voltas pelo campo, parávamos o carro e começávamos com a "agarração". Visitei sua família de imigrantes tchecoslovacos, pobre como a minha. Emily não queria fazer sexo; pretendia oferecer sua virgindade ao futuro marido. Ela achava que, sem dote, não tinha mais nada a dar a um homem além de sua inocência. Gostava muito de mim e teria ficado feliz de se casar comigo, se eu pedisse sua mão. No entanto, eu não tinha a maturidade nem a estabilidade necessárias para esse nível de compromisso. Também não conseguia me enxergar como professor de colegial pelo resto da vida. Nosso relacionamento acabou quando ela conheceu um homem em outra cidade, com mais interesse em se casar do que eu.

Durante esse período do namoro, terminei os créditos para obter o grau de doutor em ciências jurídicas. Feliz ou infelizmente, não me doutorei com a mais alta avaliação, mas só com um *Magna Cum Laude* – um amigo e colega de turma conquistou a nota máxima, o que, estranhamente, não me abalou. Percebi que, se houvesse me dedicado completamente aos estudos, poderia ter recebido a láurea máxima (*Summa Cum Laude*), o que poderia ter me proporcionado um posto de professor na faculdade de direito. Contribuíra com artigos para o Jornal de Direito, mas não fora ativo o suficiente como erudito para merecer consideração a um cargo docente. Meus esforços para me tornar um professor de direito não alcançaram êxito.

Não fiquei realmente chateado com meu fracasso, já que, na verdade, não conseguia me ver no mundo acadêmico. Minha cabeça estava no campo do ensino, mas meu coração não — ele se inclinava para atividades do corpo. Apesar de tudo, reconheci que apenas intelectualmente eu poderia alcançar uma sensação de superioridade; minha aptidão atlética, afinal, não estava num patamar capaz de me tornar especial. Logo, se quisesse ser especial, isso só poderia acontecer no plano intelectual.

A despeito de suas limitações, lecionar no ensino médio guardava um aspecto que, enfim, terminou se revelando um fator crítico em meu desenvolvimento: ficava livre em julho e agosto. Comecei a trabalhar nos acampamentos de verão para adultos e em hotéis. Certo ano, contrataram-me como diretor de educação física de um acampamento de verão para adultos de 20 a 35 anos que passavam temporadas de uma ou duas semanas. No ano seguinte, fui instrutor de tênis num hotel para veranistas em Catskills, dando aulas para principiantes pela manhã e jogando com os hóspedes mais avançados no período da tarde. Trabalhei em vários acampamentos de verão; a última vez, em 1940. Meu prazer e interesse por esportes foram recompensados nesse ambiente. A remuneração não era alta — de US$ 50 a US$ 150 por oito semanas de trabalho, mais alojamento e alimentação —, mas os hotéis ofereciam programas noturnos de entretenimento e dança. Os rapazes da equipe do hotel deveriam dançar com as moças, o que era meu sonho. Como se por um passe de mágica, tudo que eu mais almejava desde a adolescência fosse acontecer ali.

Aqueles acampamentos de verão me ofereceram as oportunidades necessárias para que eu me familiarizasse com mulheres e tornasse minha vida mais prazerosa. Sentia fome de sexo e tive a chance de experimentá-lo, mas ainda não conseguia integrar a sexualidade em minha vida, a não ser em experiências espontâneas. Sentia-me sexualmente atraído por aquelas mulheres, mas ao mesmo tempo estava desconectado da camada mais profunda do amor. Não me apaixonava. Desse modo, minha sexualidade nunca se tornou parte de um relacionamento sexual saudável. Além da cisão entre o intelecto e meus sentimentos, a cisão entre o amor e o sexo em minha personalidade não se resolvia nesses encontros amorosos. Eu era como uma pessoa faminta que podia satisfazer sua fome, contudo não se permitia render à excitação e à beleza do amor.

Agora, eu lecionava no Ensino Médio para Meninas, no Brooklyn, onde me sentia seguro no cargo, descontraído no trabalho e popular entre os colegas professores e as alunas. Mantinha meus serviços como instrutor de tênis ou diretor de esportes dos acampamentos de verão para adultos, o que me dava muita satisfação. Tornara-me um esquiador entusiasmado, o que também era muito prazeroso. Então, passei por um choque.

Em 1938, tomei consciência de que minha vida me parecia vazia e me senti deprimido. Não era uma depressão séria, mas eu nunca tinha me sentido daquele jeito antes. Percebi que essa sensação de depressão estava ligada a uma falta de excitação em meu corpo, derivada da ausência de atividades físicas diárias. A fim de sentir mais meu corpo, comecei a fazer trinta minutos de exercícios ao chegar em casa, depois do trabalho. Muitos desses exercícios envolviam soltar os músculos do pescoço, sempre tenso e desconfortável. Quando fazia os exercícios, obtinha o resultado desejado. Com isso, fui percebendo que era aí que eu desejava estar: em meu corpo, não em minha cabeça.

De que maneira poderia me sustentar por meio do corpo? Considerei abrir um estúdio de dança para adultos, mas, além de não ser um dançarino talentoso, a dança não parecia ser meu caminho. Também tinha sérias dúvidas de que fosse um negócio lucrativo. E então pensei comigo: "Você acredita muito no valor dos exercícios e das atividades físicas prazerosas e já percebeu como um programa desses reanima seu corpo, devolve sua vitalidade". A idéia de escrever um livro sobre o relacionamento entre corpo e mente logo me empolgou, então comecei a escrever sobre os exercícios e seu efeito em mim. Sabia que a idéia de trabalhar com o corpo para influenciar a mente não era nova. Já conhecia a ioga, contudo me desagradava sua base religiosa. Havia ainda a eurritmia, disciplina desenvolvida pelo professor de música Jacques Dalcroize, que usava o movimento corporal como coadjuvante no aprendizado da música. Eu vislumbrava um uso mais amplo dos exercícios, capaz de surtir um impacto positivo na personalidade como um todo.

Durante o outono de 1939, ia de carro até um parque depois do trabalho, sentava-me ao sol e escrevia sobre os exercícios. Mas o inverno trouxe a excitação de esquiar de volta à minha vida, assim como a diversão dos salões de baile. O livro de exercícios ficou um pouco de lado.

Assim que comprei um carro mais novo, um Buick 1933, fiz uma viagem de oito semanas, no verão de 1940, cruzando os Estados Unidos em direção ao oeste com meu primo, Sol Siegel, e mais alguns amigos. Naqueles tempos, não havia estradas como as atuais nem muitos carros na pista; mesmo assim, não tivemos problemas em achar lugares para dormir ou pequenos restaurantes de beira de estrada para as refeições. Algumas cenas e experiências memoráveis dessa viagem foram: as Cataratas do Niágara, os abatedouros de Chicago (incluindo a visão de gado e porcos sendo mortos, além do cheiro que ocupava parte da cidade) e as montanhas de Black Hills, em Dakota do Sul, com o Monte Rushmore (em que foram esculpidas as quatro faces dos grandes presidentes americanos).

Em Jackson Hole, andamos a cavalo e escalamos algumas encostas, sem, contudo, chegar ao topo de nenhuma montanha. Vimos

Uma vida para o corpo || 43

ursos no Parque Nacional de Yellowstone e depois seguimos para Reno. Não joguei nos cassinos, mas visitei a zona da luz vermelha. Foi sensacional passar de carro pelas pontes Oakland–São Francisco e Golden Gate. Depois de três dias em São Francisco, fomos para Los Angeles atravessando o Central Valley. Naquele mês de agosto, o tempo em Los Angeles estava delicioso, e os sucos de laranja espremidos na hora eram um regalo.

Um jovem roteirista, amigo de alguns amigos de Nova York, apresentou-me a uma jovem atriz, muito alta; perto de seu 1,80 metro me sentia um verdadeiro anão. Saímos todas as noites durante uma semana; dançamos conga num clube noturno em Sunset Boulevard, namoramos bastante em Malibu e tivemos nossos momentos de intimidade sexual. Depois de Los Angeles, meus companheiros de estrada e eu cruzamos o Vale da Morte à noite, por causa do calor, com baldes de gelo pendurados do lado de fora do carro para refrescar o ar que entrava pelas janelas totalmente abertas. No resto da viagem, percorremos o Painted Desert [deserto pintado], na fronteira entre a Califórnia e o Arizona, visitamos parentes no Novo México, fomos a parques nacionais, percorremos os estados de Arkansas, Tennessee, Virginia e, de lá, voltamos a Nova York.

Entre 1938 e 1939, eu já tinha começado a pensar em como integrar corpo e mente. Queria mais atividade física; não era suficiente tê-la apenas durante o verão. O corpo sempre me atraíra – seu aspecto corporal, não o mental, que eu associava com ser um maricas. Com o corpo, você é másculo. Uma coisa em mim é engraçada: nunca fiquei impotente diante das coisas. Não era só o aspecto físico, mas até mesmo o que o corpo físico representava em minha mente. Já me identificava com aquele importante aspecto de mim que não era minha mente. Desejava viver a vida nesse nível. Trabalhar com o corpo preservou minha sanidade.

Quando as aulas recomeçaram, em 1940, não fiquei deprimido por voltar à mesma situação, num emprego que não me empolgava e sem perspectivas de evoluir na carreira de professor. Ainda estava

44 | Alexander Lowen

excitado pelo desafio de encontrar a ligação entre corpo e mente. Sentia que essa conexão era vital para mim, ainda que não tivesse consciência da profunda cisão de minha personalidade entre mente e corpo. Não conseguiria escrever o livro sobre o valor dos exercícios para a condição mental e física da pessoa sem compreender a dinâmica dessa cisão.

O catálogo da New School for Social Research descrevia um curso sobre análise de caráter, que definia a relação entre corpo e mente como antítese e identidade. Tal afirmação significava que o corpo influencia a mente e, ao mesmo tempo, que a mente influencia o corpo e age sobre ele – uma afirmação geralmente aceita. No entanto, a descrição seguia, propondo uma identidade fundamental entre mente e corpo. Nunca tinha ouvido ninguém oferecer uma visão do corpo e da mente como unidade. A definição desse relacionamento me intrigou, e estava ansioso para conhecer o professor: dr. Wilhelm Reich.

3
Conhecendo o dr. Wilhelm Reich

D r. Reich exigia que os interessados em seu curso passassem por uma entrevista com ele. Embora preferisse alunos com experiência em medicina ou psicologia analítica, Reich disse que decidiria o que fazer no meu caso depois que eu assistisse às três primeiras aulas. Desde a primeira, percebi que ele tinha uma notável clareza de raciocínio.

Ele começou analisando o fenômeno histérico, um problema fundamental que levara ao desenvolvimento da psicanálise. A teoria psicanalítica situava a causa da neurose num incidente sexual traumático, ocorrido na infância. Tanto Freud quanto Charcot haviam lidado com a questão de como um ato mental e um pensamento podiam resultar num distúrbio físico. Entretanto, de acordo com Reich, a teoria psicanalítica não levava em conta o momento em que a doença se instalava. Ele focalizava o fator tempo, reconhecendo que o elemento emocional era responsável pelo problema histérico.

Duas questões tinham especial relevância para Reich: (1) as razões pelas quais o sintoma histérico se desenvolve anos após o trauma inicial, e (2) a situação dinâmica na vida da pessoa, desde o trauma inicial até o surgimento do sintoma. Essa observação chamou profundamente minha atenção como algo muito inteligente. Reich continuou explicando sua teoria, segundo a qual o início de um sintoma está relacionado a uma mudança na vida do indivíduo, mudança que envolve sua sexualidade. Assim, um trauma sexual ou uma experiência chocante posteriores constituem o elemento que ativará o sintoma. Entre o momento do trauma original e a ativação do sintoma, a lembrança mental do incidente está suprimida e a sexualidade do corpo, reprimida. Reich descreveu esse fenômeno como um fator *econômico*, uma vez que o sintoma muda a economia da energia individual. Seguiu falando sobre a energia, especificamente a do impulso sexual. Sua crença de que a libido – o impulso sexual – era uma energia física real, e não simplesmente uma energia psíquica, atraíame. Ele baseava a teoria analítica nos processos físicos do corpo. E era isso que eu estivera procurando: a ligação entre a mente e o corpo, entre o pensamento e as sensações. Fiquei muito impressionado com sua primeira palestra.

Na segunda e terceira aulas, Reich falou sobre diferentes formas de comportamento neurótico ou neuroses. Observou que, nos primeiros tempos da psicanálise, havia dois tipos de neurose: (1) a estase, ou neurose propriamente dita, e (2) a psiconeurose. A *estase* envolve problemas emocionais causados por perturbações do funcionamento sexual. Com isso, o coito interrompido, muito comum na época, poderia causar problemas físicos como a neurastenia e a hipocondria. O sentimento de culpa associado à masturbação também poderia ser a causa dessa neurose. Já as *psiconeuroses* relacionam-se com os traumas sexuais ocorridos no começo da vida e que não apresentam uma causa física específica. Essa distinção entre os tipos de neurose se tornou secundária uma vez entendido que toda neurose tem um fator psíquico envolvido em sua etiologia.

Enquanto Reich prosseguia com a aula, ocorreu-me que toda neurose guardava tanto um fator psíquico, oriundo do passado, quanto uma perturbação física da sexualidade no presente. Não se poderiam ignorar os aspectos físicos nem o fator energético, de todos os problemas neuróticos.

Fiquei impressionado, mas hesitante, quanto a aceitar a posição de Reich de que os distúrbios da sexualidade estavam na base de todas as neuroses. Meu ceticismo persistiu ao longo de toda a primeira metade do curso. Em algum momento da segunda metade, porém, convenci-me plenamente da validade de sua proposta, sem jamais compreender o que causou essa mudança de opinião.

Reich continuou falando sobre os problemas da cultura que poderiam ser atribuídos a perturbações relativas à vida sexual. Para ele, todos os problemas sociais advinham do padrão patriarcal autoritário imposto pela sociedade. Ele defendia opiniões muito fortes acerca dos problemas sociais que serviam de substrato aos desequilíbrios individuais e sociais.

No fim do curso, manifestei meu interesse em continuar estudando com ele. Reich me convidou então para uma série de encontros regulares, para integrar um grupo com mais algumas pessoas que também tinham assistido às aulas. Fiquei orgulhoso por pertencer àquele grupo, composto de vários médicos e outros profissionais, que passaria a freqüentar as reuniões na casa de Reich.

Reich descrevia a forma como integrara suas noções analíticas e suas idéias políticas. Discutíamos suas experiências na Europa, especialmente na Alemanha, onde organizara programas que ajudavam pais e adolescentes a compreender os fatores causadores da neurose, responsáveis por desequilibrar a sexualidade natural dos seres humanos.

Reich pretendia montar programas semelhantes nos Estados Unidos, nos quais os jovens pudessem discutir seus problemas sexuais e ansiedades correlatas. Com ajuda de um amigo, consegui que Reich desse uma palestra para assistentes sociais, no salão de um sindicato. Ele propôs ministrar palestras mensais sobre sexualidade para jovens e seus pais, além de abrir horários para consultas e aconselhamento psiquiátrico. Tratava-se de um excelente orador em inglês — que não era sua língua nativa —, e foi aplaudido com entusiasmo por sua platéia de aproximadamente duzentas pessoas. Eu tinha esperança de

48 | Alexander Lowen

participar desse projeto, junto com diversos outros psiquiatras, mas a diretoria do sindicato rejeitou a proposta.

Eu continuava aproveitando muito as reuniões mensais organizadas por Reich em sua casa. Uma tarde, ele me mostrou o laboratório onde estava realizando experimentos com o que acreditava ser a energia do sexo, ou *energia orgônica*. Reich me disse: "Lowen, se você tem interesse por este trabalho, precisa passar por uma terapia individual". Naquele dia, muito ingenuamente, comentei com Reich que gostaria de ser famoso; ao que ele respondeu: "Eu vou te tornar famoso". Não podia rejeitar uma oferta como essa, mas percebi em mim uma resistência em fazer terapia com ele, mais baseada em medo do que em objeções lógicas. Enfim, teria de usar uma parte do dinheiro que vinha economizando para pagar-lhe US$ 15 a sessão.

Na primavera de 1942, comecei minha terapia com Reich, fazendo três sessões por semana. Ele a chamava de *vegetoterapia carátero-analítica*. O aspecto da *análise de caráter* constituía a psicanálise do comportamento. *Vegetoterapia* denotava que a terapia direcionava-se à liberação das expressões e dos movimentos involuntários do corpo. Ele tinha uma idéia muito clara da ligação entre mente e corpo: eles são um só e, ao mesmo tempo, interagem e se influenciam mutuamente.

Reich já constatara a resistência de seus pacientes em liberar sentimentos e lembranças reprimidas. Alguns anos antes, havia descoberto que as pessoas neuróticas não respiram de modo solto e pleno. O corpo ou a parte somática de sua terapia concentrava-se na função da respiração. Compreendeu ainda que a inibição era o mecanismo utilizado para a supressão dos sentimentos. Teoricamente, o terapeuta trabalha com o corpo da pessoa a fim de reconstruir sua história – que está estruturada no corpo –, partindo daí rumo à psicologia e ao comportamento no presente. Reich era capaz de ler o caráter de uma pessoa pelo modo como ela falava, movia-se e expressava-se fisicamente; depois, vinculava essas informações à sua história.

Minha primeira sessão de terapia com Reich ocorreu numa sala de atendimento, em sua casa em Forest Hills. Ele me pediu que tirasse a roupa e ficasse só de cueca, deitando-me em seguida numa maca, onde observaria minha respiração. Sentou-se numa cadeira em frente e começou a me observar. Eu respirava normalmente, sem qualquer esforço ou decisão consciente. Depois de cinco ou dez minutos, Reich disse que eu não estava respirando. "Claro que estou respirando; se não estivesse, estaria morto", respondi. Então, ele me pediu que pusesse a mão sobre seu peito, que subia e descia a cada respiração. Percebi que o meu não subia nem descia como o dele, mas achei que poderia movimentar meu peito conscientemente para obter o mesmo efeito; e comecei a respirar mais fundo.

"Lowen, abra os olhos o máximo que puder", instruiu Reich. Assim que fiz isso, comecei a gritar. Reich me pediu que parasse; era verão, as janelas estavam abertas, e ele receava que as pessoas me ouvissem. Contudo, assim que me pediu que arregalasse os olhos novamente, gritei outra vez.

Parei de gritar depois de um tempo, mas localizei alguma coisa em minha personalidade que não era saudável. Os gritos haviam me surpreendido, afinal não sentia medo. Minha mente consciente, desconectada da ação, agia como um observador desligado do que acontecia. Vivenciei uma falta de conexão. Os gritos me mostraram que precisava liberar recordações e sentimentos reprimidos. Quando saí do consultório, tinha consciência de que seria necessário enfrentar o desconhecido dentro de mim.

Em sessões subseqüentes, seguindo as instruções de Reich, aprendi a deixar que minha respiração fluísse de forma espontânea, não mecanicamente. À medida que respirava profundamente, comecei a sentir um formigamento nos dedos das mãos – reação já conhecida como efeito do aumento no teor de oxigênio no sangue. Fiquei com medo quando isso aconteceu pela primeira vez. Mas o medo sempre desaparecia assim que me sentia mais cheio de vida. Certa sessão, enquanto respirava profundamente, minhas mãos se imobilizaram numa contração parecida com a dos pacientes de Parkinson. A sensação de formigamento se espalhou por outras áreas do corpo. Estava começando a me familiarizar com essas sensações e sempre me sentia melhor depois que elas passavam; vários meses mais tarde, cheguei a um ponto em que tais reações eram bem-vindas. Meu corpo carregava-se de oxigênio e energia. Sentia que essas parestesias temporárias, os tremores e vibrações involuntários em meu corpo, representavam tensões crônicas se soltando. Outras experiências espontâneas similares ocorreram durante a terapia, e minha respiração se tornou mais profunda e solta.

Numa sessão memorável, cerca de dois meses depois do início da terapia, deitei na maca, permitindo que a respiração se aprofundasse espontaneamente. Percebi que havia uma imagem capaz de se tornar mais nítida e deixei que aparecesse. Senti-me com 9 meses de idade, deitado num carrinho, chorando para chamar minha mãe, e vi que ela me olhava. Tinha uma expressão de muita raiva no rosto; via tanta ira em seus olhos que fiquei paralisado. Ela estava ocupada com a casa e meu choro a perturbara. Deitado ali, no consultório de Reich, gritei. Aquele grito de medo que aos 9 meses eu não havia soltado irrompeu ali, 32 anos depois. Eu sabia que sentia medo de minha mãe, porém, até aquele grito, esse medo nunca fora consciente.

Sabia também que precisaria de muitas outras sessões de terapia para me libertar do medo. Foram dois anos e meio de trabalho com Reich – três vezes por semana, durante dois anos; e uma vez por semana, nos últimos seis meses. Sua técnica exigiu que me entregasse ao meu corpo, dando livre curso aos movimentos involuntários.

4

Experiências com Reich

No início da década de 1940, queria desesperadamente alcançar três objetivos: completar minha terapia com Reich, casar-me com Leslie e tornar-me um terapeuta reichiano. Completar minha terapia com Reich era essencial; não ir até o fim significaria que eu era neurótico e, portanto, um fracasso na vida. Para mim, a terapia reichiana era a resposta aos problemas das pessoas em nossa cultura. Nessa época, eu tinha necessidade de salvar as pessoas.

Os ensinamentos de Reich ocorriam mais na forma de monólogo que de diálogo. Ele esperava que seus alunos aprendessem e ouvissem suas idéias, não que as pusessem em discussão. Seu pensamento era muito poderoso, mas ele sabia da necessidade de trabalhar com a respiração e o corpo. O erro de Reich foi não orientar seu processo terapêutico para o chão; ele literalmente trabalhava rumo ao cosmos. Tinha o corpo pesado, inflado, com um peito grande e estufado. Fumava. Infelizmente, morreu de ataque cardíaco.

Desde a primeira palestra de Reich a que assisti na New School for Social Research até o momento em que li *Análise do caráter*, fui arrebatado pelo desafio de compreender a cisão mente–corpo e integrar suas funções. Durante a terapia com Reich, ficou claro que ele entendia o quanto eu me baseava no intelecto e precisava sair

52 | Alexander Lowen

da cabeça para sentir o corpo. Na sessão em que me disse "Lowen, você vai ter de desistir", ele usou o poder de minha vontade, minha determinação por uma terapia bem-sucedida, como ferramenta para me desmontar e me fazer sentir o que realmente acontecia com meu corpo. Reich entendia a importância de sentir o reflexo do orgasmo e o quanto minha preocupação com o desempenho me impedia de vivenciá-lo.

Sua afirmação, ameaçando-me com a desistência do processo, jogou-me diretamente no cerne de meu dilema da mente sobre o corpo – e, felizmente, o corpo venceu. O choro convulsivo me permitiu experimentar com plenitude as sensações do corpo. Vários meses depois daquele momento, Reich e eu concordamos que deveríamos interromper o tratamento por um ano. Aquela sessão dera início a uma profunda transformação curativa.

Uma parte considerável da força da terapia de Reich estava no poder de sua personalidade e de seu ser. Ele era brilhante e sabia que suas idéias estavam certas. Eu extraía energia de nosso contato. Sua coragem e energia deram-me confiança para enfrentar a repressão sexual e a vergonha com que tinha sido criado. Durante os dois anos e meio de minha terapia com Reich, pude sentir e me entregar a meu corpo de uma maneira que não sabia ser possível. Essas experiências me salvaram a vida e proporcionaram a base para minha terapia. Serei para sempre grato pelas experiências que vivi com ele.

Mas sempre há o outro lado da moeda: depois de me tornar terapeuta e de refletir sobre a terapia com Reich, achei que não tinha ido fundo o bastante. Dissera que queria ser famoso, mas ele não questionara minha necessidade de chegar à fama. Um comentário como esse era motivo mais que suficiente para investigar meu narcisismo. Reich nunca estudou meu complexo de Édipo, fez muito pouca análise de meu caráter e, por fim, não realizou um trabalho físico profundo o bastante para liberar minhas tensões musculares (a análise de caráter e o trabalho físico se tornariam, depois, áreas de grande destaque em meu próprio trabalho terapêutico).

Apesar das limitações, a terapia com Reich me permitiu experimentar uma profunda sensação de renovação. Fui um rapaz muito constrangido, sentia vergonha do passado e era incapaz de encontrar meu lugar no mundo. Conhecer Reich e passar por seu trabalho mudou essa perspectiva. Sentia a necessidade de construir uma base mais sólida em minha personalidade, base que pudesse sustentar uma auto-imagem mais forte. Sentia a necessidade de crescer e me tornar um homem mais viril. Reich mudou minha vida. Quando terminei a terapia com ele, estava em estado de euforia. Tinha alcançado uma das metas que considerava necessárias para me sentir feliz. Atingira a potência sexual pela qual tanto ansiara. Entretanto, depois de algum tempo, pude perceber que esse estado estava se dissipando. Mesmo usufruindo de uma vida sexual satisfatória, não experimentara novamente o auge do orgasmo sexual; e descobri que esse desaquecimento também ocorrera com alguns outros pacientes de Reich. Vários deles me consultaram, queixando-se de não conseguir manter o auge da realização sexual experimentada durante a terapia. O tratamento deles havia sido muito mais breve do que o meu – Reich, a essa altura, estava no auge de sua influência e poder e já não dispunha de tanto tempo. Seus pacientes achavam fácil se entregar aos sentimentos e permitir que os processos involuntários do corpo se desenrolassem à vontade. Eles experimentaram o reflexo do orgasmo muito mais depressa do que eu, mas, deixados sozinhos, perdiam essa capacidade de se entregar completamente. Percebi que uma coisa era se sentir forte e seguro enquanto durava a orientação e a proteção de uma personalidade poderosa como a de Reich; outra, muito diferente, era manter essa sensação por conta própria.

A força das idéias de Reich sobre a vida e o sexo ficou evidente no relato de uma moça sobre a reação causada por um de seus livros, *A função do orgasmo*. Ela me disse que o simples fato de ler a análise proposta por Reich para os impulsos sexuais primários e secundários tivera para ela um sentido completo, permitindo-lhe vivenciar o orgasmo pela primeira vez. A experiência lhe confirmara plenamente a

54 | Alexander Lowen

validade da análise e da proposta de Reich. Seus livros causavam uma profunda impressão nas pessoas.

O conceito teórico básico que parecia ser aplicado no trabalho de Reich com todos os seus pacientes era respirar profunda e livremente. No trabalho analítico com pacientes neuróticos, Reich observou que eles costumavam segurar a respiração ou respirar superficialmente. A respiração limitada constituía o mecanismo fundamental tanto da estrutura de caráter neurótico quanto dos sintomas neuróticos. Ao restringir sua respiração, a pessoa neurótica consegue reduzir sua energia vital e sua vitalidade e, assim, exercer um controle inconsciente sobre seus sentimentos, sua raiva, seu medo e sua tristeza. Na medida em que o controle é inconsciente, a pessoa neurótica se torna relativamente impotente. Tive sorte, na primeira sessão, de Reich ter conseguido neutralizar meu mecanismo de repressão e me chocar, denunciando que eu bloqueava inconscientemente uma experiência de infância que me causava medo.

Da mesma forma que no meu tratamento, Reich não enfatizava a análise de caráter no tratamento de seus outros pacientes. Não usava nenhum exercício como parte da terapia; esperava, conforme dizia, que a manifestação dos sentimentos fosse espontânea, não intencional. A importância de que o reflexo do orgasmo — exatamente por ser um reflexo — não era um movimento que poderia ser aprendido não era enfatizada. Além disso, chegar ao reflexo do orgasmo não significava ter trabalhado os demais problemas da personalidade. Desde então, percebi que é preciso ir muito mais fundo no exame dos aspectos neuróticos da personalidade, e que há outros reflexos a serem desenvolvidos.

Lembro-me de um seminário organizado por Reich em sua casa, pouco antes de eu ir para a Europa. Ele falava sobre câncer de ânus. A maioria dos analistas, segundo ele, estudaria esse problema sob o prisma da análise do caráter, observando sua relação com a parcimônia, a retentividade e a obstinação — qualidades do tipo que ele designava como *caráter anal*. Reich, por sua vez, via esse problema em termos energéticos. Lembro-me de ter pensado comigo que ele estava certo; afinal, é importante compreender os problemas do corpo em termos energéticos.

No outono de 1945, depois de completar minha terapia, Reich encaminhou-me o primeiro paciente, um artista. Fiz o que Reich havia feito comigo: tentei ajudá-lo a respirar profundamente. Não entramos muito na análise, uma vez que Reich não se aprofundara nesse aspecto de meu tratamento. Todavia, embora o trabalho que Reich desenvolvera comigo tivesse sido poderoso e eficiente, meus esforços para trabalhar com esse paciente não resultaram em nada. Cobrava dele apenas US$ 2 por sessão, porque isso era o máximo que ele conseguia pagar. Talvez, sessões para falar de si mesmo para uma pessoa simpática valessem esse tanto para ele, mas eu questionava se era merecedor dos US$ 2. A terapia com esse paciente durou vários meses.

Os outros dois pacientes encaminhados por Reich tinham uma noção mais definida sobre si mesmos, bem como personalidades mais substanciais do que o primeiro. Achavam que Reich não os havia tratado de forma justa. E eu achava que a plena expressão de sentimentos, durante uma sessão terapêutica, teria um efeito positivo. Eu os colocava para respirar profundamente, mas isso se mostrou ineficaz; não despertava sentimentos da mesma maneira que os exercícios de respiração tinham feito comigo. Seus gritos de protesto saíam pela janela do meu consultório improvisado, de frente para a rua, atraindo até a atenção da polícia – que, felizmente, aceitou nossas explicações de que se tratava de um procedimento terapêutico. Eu acreditava que os gritos eram uma técnica terapêutica útil, afinal tinham apresentado grande valor em minha terapia pessoal. E, de fato, esses pacientes eram ajudados quando eu os apoiava em seus sentimentos; porém, eu sabia que isso precisaria ser feito em condições diferentes.

Mais ou menos nessa época, em um dos seminários na casa de Reich, ele afirmou ser a energia o verdadeiro problema da terapia. Se o terapeuta não percebe e não entende o processo energético, nada mudará para o paciente. Essas não são suas palavras exatas, mas o sentido que elas transmitiam era claro: não se consegue mudar a dinâmica energética do corpo só falando – ou mesmo produzindo um entendimento consciente de um problema –, porque a energia do corpo vem do próprio corpo. É preciso criar a mudança no corpo, não na mente.

Como Reich, na época eu acreditava que a terapia reichiana era a resposta para os problemas de nossa cultura. Quando menino, ele conviveu com o sofrimento de sua mãe (o que se parece com a consciência que eu tivera da dor de minha mãe, responsável por forte influência em minha formação); por conta disso, ele sentia a necessidade de ajudar outras mulheres que sofressem. Logo, porém, reconheceu que os homens também sofriam o impacto de uma cultura que privava a maioria das pessoas das alegrias da vida. Reich considerava essa cultura patriarcal, autoritária e dominada pelos valores burgueses. Tal avaliação levou-o, na década de 1920, a filiar-se ao Partido Comunista. Era um revolucionário, mas seus esforços só o levaram à Revolução Sexual, feito que o tornou mais conhecido.

Desde o começo, Reich demonstrou muito respeito por mim. Por um lado, sabia que eu pensava como ele. Por outro, sabia que eu precisava testar tudo em que acreditava e que não cairia no mesmo molde de seus seguidores. Quando soube de sua morte, já havia decidido me desvincular de seu grupo. Lamentei por ele, contudo não fui ao enterro. Estava ciente de que precisava seguir outro rumo, ficar mais firmemente enraizado, mantendo literalmente meus pés no chão. Reich mudara minha vida, e eu estava seguindo por um novo caminho. Nessa trajetória, tive a sorte de me casar com Rowfreta Leslie Walker.

5

Rowfreta Leslie Walker

Em 1941, antes de começar a terapia com Reich, conheci uma moça que me chamou a atenção. Seu nome era Rowfreta Walker, porém a mãe e os amigos a chamavam de Freddie. Estudava na Escola de Ensino Médio para Meninas, onde eu lecionava. Integrara uma das turmas de contabilidade, cerca de dois anos antes, mas nosso contato nessa fase manteve-se bastante formal. Era uma moça muito atraente e, nesse tempo, presidia o grêmio estudantil. Aquele encontro em 1941 foi motivado pela idéia de pedir-lhe que posasse para as fotos do livro sobre exercícios que eu estava escrevendo. Fomos a uma lanchonete tomar um *milk-shake*, enquanto eu lhe expunha o projeto. Quando aluna, havia feito alguns trabalhos como modelo, por isso a proposta não lhe soava estranha. A moça demonstrou interesse, mas disse que precisaria pedir autorização à mãe antes de fazer as fotos. Compreendi, e combinamos em nos encontrar depois de sua formatura − que ocorreria em janeiro de 1942.

Como professor, compareci à cerimônia de graduação e, em seguida, reunimo-nos aos seus colegas de classe. Para suas amigas, era óbvio que eu estava caído por ela. Uma delas chegou a comentar que ela poderia colocar uma aliança em meu dedo. Entendi essa observação como um indício de que estava lidando com uma pessoa superior.

Aproximadamente três meses depois de sua formatura, telefonei a ela e perguntei-lhe se queria sair comigo. Ela estava trabalhando, decidida a não entrar na faculdade – apesar de lhe ter sido oferecida uma bolsa de estudos. Na primeira vez em que saímos, falei de minha empolgação com as técnicas de Reich. E quando Freddie concordou com as idéias reichianas a respeito de uma vida sexual saudável, percebi que se tratava de uma moça emocionalmente madura para a idade. Naquele dia, levei-a ao Claremont Inn, um bar com área externa para dançar e jantar, com vista para o rio Hudson. Foi um programa delicioso. Voltando para sua casa, estacionei numa rua sossegada a fim de beijá-la. Ela, contudo, não se mostrou aberta a um contato mais íntimo; estava envolvida com um rapaz de quem gostava, justificou. Mas se mostrou aberta à idéia de uma amizade mais leve.

No verão de 1942, ingressei num programa de doutoramento em psicologia educacional, na Universidade Cornell – acreditava precisar de um título de doutor para dar prosseguimento ao trabalho de Reich. Embora tivesse muito bom aproveitamento nos cursos que fiz em Cornell, não me interessava pelo campo da psicologia. Naquela época, ainda não compreendera claramente que meu interesse estava só no corpo. Depois de terminar os cursos de verão em Cornell, decidi estudar medicina. Planejava completar meus créditos iniciais na Universidade de Nova York freqüentando cursos noturnos; nessa fase, morava na região do Greenwich Village. E, assim que voltei a Nova York, liguei para Freddie e combinamos de nos encontrar num café, depois do trabalho.

Contei sobre meus novos planos e ela me ouviu interessada. Já na primeira vez em que havíamos falado sobre Reich e suas teorias da sexualidade saudável, Freddie dissera que aquelas idéias faziam muito sentido para ela e que concordava com a proposta reichiana. Dessa vez, também compreendera por que eu precisava cursar medicina.

Mais tarde, naquele mesmo dia, ela contou que estava noiva de um rapaz e que acreditava estar apaixonada por ele. No entanto, ex-

Uma vida para o corpo ‖ 59

plicou que o envolvimento dele não era tão profundo; pertencia à Marinha Mercante e às vezes viajava por longos períodos. Quando voltava, seu principal interesse era a mãe – na casa de quem ficava por vários dias, sem dar notícias a Freddie. Eu entendia como ela se sentia. Perguntei-lhe então se teria interesse em voltar a me ver, e ela respondeu que sim.

No ano seguinte, nossos encontros não foram tão regulares. Telefonava convidando-a para sair e nos encontrávamos em meu apartamento depois de seu horário de trabalho. Freddie dormia por algum tempo, enquanto eu descansava e esperava por ela. Depois, saíamos para jantar e eu a levava para casa. Não tínhamos contato sexual. Gostávamos da companhia um do outro, especialmente da troca de idéias. E essa capacidade de partilhar idéias e sentimentos foi um aspecto predominante e positivo de nosso relacionamento. Às vezes, porém, beijávamo-nos e ficávamos deitados juntos.

Certa noite, em meu apartamento, Freddie me disse: "Eu quero você". Foi um convite sexual, mas não pudemos consumar nosso desejo porque, durante as carícias preliminares, eu já tinha chegado ao orgasmo. Seu convite me fez sentir muito bem, afinal demonstrava quanto ela gostava de mim. Mais tarde, enquanto ela se arrumava para ir embora, olhei-a nos olhos e vi que estavam brilhantes e cheios de lágrimas.

Quando acordei no dia seguinte, senti um amor arrebatador por essa mulher, associado a uma sensação de alegria. Meu coração estava tão aberto que parecia poder sentir a pulsação dos passarinhos que cantavam nas árvores. Nos meses seguintes, a perspectiva de encontrar-me com ela despertava ondas e ondas de excitação em meu corpo. Houve um dia em que, ao vê-la descer a escada para me encontrar, meu coração literalmente saltou de alegria no peito.

Demos início a um relacionamento sexual estável. Encontrávamo-nos depois do trabalho; às vezes íamos jantar, outras íamos primeiro para o apartamento. Nossa vida sexual era satisfatória, mas ainda não atingira o pleno potencial. Sua pelve era retraída e não se movimenta-

60 | Alexander Lowen

va livremente. Eu costumava chegar ao clímax rápido demais. Embora estivesse apaixonado por Freddie, sabia que ela não sentia o mesmo por mim. Era jovem e queria a liberdade de se encontrar com outros rapazes; nos bailes do Clube dos Oficiais, por exemplo, conhecia vários recrutas. Tudo isso aconteceu entre o outono e o inverno de 1942, depois de eu ter começado minha terapia com Reich.

Então, certa noite em meu apartamento, após termos feito amor, ela me disse que não tinha certeza de nosso relacionamento e que ainda guardava um forte sentimento pelo namorado; achava que ia voltar para ele. Suas palavras me tiraram o chão. Comecei a chorar profundamente, dizendo o quanto a amava. E fazer uma declaração de amor não era algo fácil para mim. Não gostava de me abrir, justamente com medo daquilo que acabara de acontecer: amar e ser rejeitado. Também não achava fácil chorar, mas tinha decidido me abrir para o amor – e acabara profundamente magoado.

Freddie, intensamente comovida, fez amor comigo novamente. E, dessa vez, experimentei um orgasmo arrebatador. Meu corpo passou por uma convulsão de prazer que me mandou rodopiando para o espaço. Senti que girava entre as estrelas; foi uma experiência transcendental, que me fez sair de meu corpo, algo celestial. Nunca esquecerei desse dia, e nunca mais vivenciei outro orgasmo exatamente como aquele. Embora não conversássemos sobre aquela experiência, depois daquela noite nosso relacionamento se tornou mais sólido.

Na primavera de 1943, consegui a permissão da mãe de Freddie para passarmos um fim de semana juntos. Fomos para Woodstock, nos arredores de Nova York, onde passamos três dias deliciosos num pequeno hotel dessa cidadezinha encantadora. Comprei um presente para ela, uma roupa feita à mão, de que ela gostou muito. Foi nesse lugar, nesse fim de semana, que Freddie disse que me amava. Sentíamos um amor profundo um pelo outro, embora não estivéssemos apaixonados. Difícil de explicar, mas nossa ligação parecia predestinada: em algum nível éramos muito parecidos, apesar de ao mesmo tempo sermos opostos. Vibrávamos no mesmo ritmo.

A questão do casamento não veio à tona até o final da primavera de 1943, época em que Freddie me perguntou quais eram as minhas intenções. Acredito que nenhum de nós falara antes em casamento por medo de nos ver em uma situação que nos privasse de nossa liberdade. Casar era algo que nós dois queríamos, mas de que nós dois sentíamos medo. Discutimos novamente a idéia, com a intenção de dar início a esse processo. Escolhemos Lake George, em Nova York, como local para o casamento – planejávamos passar ali uma semana, depois da festa. Antes de casar, porém, providenciamos uma estada num hotel fazenda, onde nos registramos como marido e mulher. Durante o tempo em que estivemos lá, Freddie se adiantou a usar a aliança que eu comprara para a cerimônia. O anel nos permitia estar fisicamente próximos sem despertar reações negativas nos outros hóspedes. Um deles, observando-nos enquanto dançávamos, disse: "Fico feliz por ver uma aliança na mão dela!".

A cerimônia de casamento foi realizada em Lake George por um juiz de paz, tendo como testemunhas sua esposa e seu funcionário. Ali, em pé, diante do juiz, senti que Freddie estava nervosa. Ela se sentia menos segura de seu amor por mim do que eu em relação a ela. Certamente, não pretendia mantê-la num casamento em que ela se sentisse prisioneira – ambos tínhamos necessidade de nos sentir livres. Sussurrei para ela que consideraríamos nossa união como um compromisso renovado a cada dia, e que eu não a prenderia caso ela desejasse a separação. Com essa garantia, Freddie se sentiu melhor, e passamos uma lua-de-mel maravilhosa.

Depois de voltar a Nova York e contar a novidade a nossos pais, a primeira providência foi encontrar e montar um apartamento, aquele que seria o nosso lar. O meu era demasiado pequeno. Uma semana mais tarde, encontramos um imóvel ótimo, com pé-direito bem alto, na região de Greenwich Village. Essa área, habitada e freqüentada por muitos artistas e escritores, era considerada o centro boêmio da cidade e exercia um fascínio fantástico. Tivemos uma grande sorte; antes do fim do mês, não haveria mais apartamentos disponíveis, e o mercado permaneceria fechado até o fim da guerra. Mobiliamos o nosso de forma simples, mas ficou bonito.

Freddie precisava se assentar dentro de um relacionamento estável. Passados o casamento e a lua-de-mel, retomamos nosso trabalho; eu como professor de ensino médio e Freddie como secretária de uma grande empresa. Naquele primeiro ano juntos, um casal nos convidou para uma festa. Eram nossos vizinhos de prédio e comemoravam seu primeiro aniversário de casamento. Comentei com o marido que, para nós, o casamento era um elo baseado em amor de ambas as partes, e não uma obrigação que as amarrava. Ele me olhou com simpatia e disse que, ao se casarem, sabiam que aquela seria uma relação de amor pela vida toda. A maneira como falou deu a impressão de que ele tinha pena de mim. Antes que mais um ano terminasse, soube que haviam se separado e que estavam dando início ao processo de divórcio.

Mas nem tudo eram flores conosco também. Nos primeiros anos de casamento, nosso barco apresentou um vazamento, por assim dizer. Minha esposa conheceu um ourives que trabalhava com prata, num ateliê próximo de casa. Como muitas mulheres, ela adorava as coisas belas, e passou a ir à oficina dele para vê-lo trabalhar. Não dei maior importância a esse interesse até o dia em que ela me disse que devíamos nos separar; achava que eu não precisava dela, mas esse homem precisava. "Mas preciso de você", eu disse, com todo meu sentimento na voz. Felizmente, ela conseguiu perceber. E não só ficamos juntos, como continuamos casados por mais de 58 anos.

Quando a conheci, achei que não havia outra escolha senão me casar com ela; eu precisava tê-la. Dizer para Freddie, com todas as letras, que eu precisava dela recolocou nossa vida nos trilhos. Os quatro anos que passamos em Greenwich Village, antes de mudarmos para a Europa, foram os mais agradáveis de minha vida. Tivemos a oportunidade de desfrutar do prazer de uma cultura que não cortara as raízes com seu passado clássico. Ainda havia algo de antigo. Como era tempo de guerra, viam-se poucos automóveis nas ruas – eu havia vendido meu carro em 1940. Era um prazer caminhar pelas calçadas.

Freddie e eu íamos regularmente ao cinema; costumávamos assistir a filmes estrangeiros na rua 42 e voltar a pé para casa, em Village. Também freqüentávamos vários pequenos restaurantes italianos na vizinhança, que ofereciam refeições excelentes a preços razoáveis. Gostávamos de dança (tanto balé clássico quanto dança moderna) e pudemos assistir a vários dos grandes nomes daquela época. Para mim, dançar estava associado à excitação e ao prazer da sexualidade, na medida em que era uma função da metade inferior do corpo – e meu trabalho com Reich fortalecera esse sentimento. Por mais que gostássemos dos grandes bailarinos clássicos, não achávamos que o balé conseguia sustentar a excitação. Leslie e eu acreditávamos que a quinta posição, com os pés virados para fora, constituía-se numa atitude anti-sexual, pois enrijecia as nádegas e fechava o esfíncter. (Tive a oportunidade de conhecer e conversar com o famoso coreógrafo Jerome Robbins, que confirmou nossa percepção. Segundo ele, o balé clássico nascera como um espetáculo direcionado à corte, projetado para ser assexuado.)

Por outro lado, a dança clássica da Índia, que utiliza posições similares às do balé, excitava-nos imensamente. Reação causada também pelas apresentações de danças árabes, de várias danças espanholas e das coreografias folclóricas da Europa central. Dançar, acredito, representa o prazer e a excitação da sexualidade, por isso nossa apreciação maior pelas danças que celebram a sexualidade e o prazer da vida. Terminei escrevendo um artigo sobre dança, no qual defendia a idéia de que dançar é uma expressão de alegria.

Nessa época, nossa vida ganhou mais beleza com a chegada de um cachorro, adotado enquanto eu trabalhava como diretor de esportes de um acampamento. Billie, uma fêmea *collie* magnífica, já estava rodeando o acampamento há várias semanas, e acabamos descobrindo que não era de ninguém. Decidimos então voltar com ela para Nova York. Nosso apartamento-estúdio ficava no último andar

64 | Alexander Lowen

do prédio, depois de quatro lances estreitos de escada. Billie, que sempre vivera no campo, não estava acostumada com escadas e tinha medo dos degraus. Durante três semanas, subi e desci com ela nos braços, várias vezes por dia. Depois de algum tempo suportando esse fardo, finalmente ela perdeu o medo das escadas e passou a entrar e sair de casa sozinha.

Billie era um animal sexualmente ativo. Toda vez que eu a levava para dar um passeio, ela montava em minha perna e se masturbava; ficou claro que precisávamos encontrar um macho da mesma raça. Ao localizarmos David, ainda que Billie não estivesse no cio nessa época, foi como amor à primeira vista entre cachorros. Os dois saíam correndo juntos e se afagavam, o macho esfregando o pescoço nas costas da fêmea. Quando Billie finalmente entrou no cio, o dono de David deixou-o conosco durante vários dias. Assim, os cães puderam renovar sua ligação, e o acasalamento ocorreu naturalmente, com pouca necessidade de ajuda.

Na hora devida, Billie deu à luz catorze filhotes. Dez sobreviveram e tiveram de lutar para mamar, pondo em risco a vida um do outro. Impotentes diante da situação, chamamos um veterinário que trabalhava ali perto. Ele então dividiu a prole em dois grupos de cinco, separados conforme sua força. Apalpando a barriga dos filhotinhos, o veterinário colocou aqueles com a barriga firme num grupo, e os outros, com a barriga mais mole, no segundo grupo. E nos ensinou a pôr estes para mamar primeiro. Segundo ele nos explicou, assim que os mais fraquinhos acabassem, os mais fortes entrariam em ação e mamariam enquanto quisessem. Essa tática funcionou muito bem, permitindo a Billie amamentar todos os dez filhotes. (Até hoje, avalio a energia de um cliente apoiando suavemente meu punho contra seu abdome quando ele se deita na maca de tratamento. Acredito que, se meu punho consegue tocar a espinha do paciente, estou lidando com uma pessoa com pouca energia.)

Uma das coisas que sempre nos uniu foi o fato de Leslie e eu sermos tão evidentemente opostos. Eu era um intelectual, enquanto ela era toda sensações e sentimentos. Cada um entrou no relacionamento com suas próprias fraquezas; Leslie trazia o que eu não tinha, e nós dois entendíamos isso. Simplesmente reconhecemos que ela era o corpo e eu, a cabeça. Em certa medida, ela respeitava meu intelecto, mas não minhas características egoístas. E eu respeitava o seu sentir, sempre manifestado de forma sutil e acertada. Enfim, víamos os mesmos problemas sob perspectivas distintas.

Hoje posso dizer com certeza que essas diferenças viriam a enriquecer e desafiar nosso relacionamento ao longo de toda uma vida juntos, que estávamos apenas iniciando.

6

Faculdades de medicina nos Estados Unidos

De volta a Nova York, depois do trimestre de verão cursado na Cornell, decidi que cursaria medicina. Durante um seminário no apartamento do dr. Theodore Wolf, percebera claramente que não estava no mesmo nível dos demais participantes, com formação em medicina e conhecimentos relevantes sobre o trabalho de Reich. Já na primavera de 1943, completei os créditos iniciais nas aulas noturnas da Universidade de Nova York – um arranjo conveniente, considerando a distância entre meu apartamento em Greenwich Village e a parte baixa de Manhattan.

Depois de concluir as disciplinas pré-requisitadas para o curso, enviei formulários de matrícula para várias faculdades de medicina. Como tinha um currículo incomum e notas muito altas nas disciplinas pré-médicas, achava que havia boas chances de ser aceito. Uma pergunta, num dos formulários, era sobre os motivos pelos quais desejava me tornar médico, e isso me deu a oportunidade de descrever meu interesse pela medicina psicossomática, além do trabalho que desenvolvera com Wilhelm Reich. Para minha surpresa, fui chamado para apenas uma entrevista. Soube por esse entrevistador que minha idade (32 anos) pesava contra minhas aspirações; segundo ele, os alunos mais jovens, que teriam mais anos para o exercício da prática médica, constituíam um melhor investimento para a faculdade. Acreditava ter algo especial a oferecer para a profissão, mas todas as minhas solicitações de admissão foram rejeitadas.

Pensando hoje sobre o assunto, acho que foi um erro mencionar Wilhelm Reich e meu interesse especial por seu trabalho. A medicina, que até hoje não é um campo aberto, era menos aberta ainda naquela época. Havia tanto medo dos charlatões que os profissionais se mantinham cegos para o fato de que problemas humanos requerem soluções humanas, soluções que decorrem de um entendimento da condição humana. Mesmo diante de todas as recusas, continuei comprometido com a decisão de aprender tanto quanto pudesse sobre a condição humana. Para mim, a psicologia estava enraizada na biologia da pessoa, e eu queria saber mais sobre essa biologia.

O catálogo da Universidade de Nova York indicava um curso de anatomia humana geral, na faculdade de odontologia, com duração de um semestre e aulas todas as manhãs. Visando a liberar esse período, passei a lecionar à tarde e à noite. Os alunos de odontologia limitavam seu interesse por anatomia às estruturas da cabeça e do pescoço. Finalizada a primeira parte desse curso, fiquei sozinho com um cadáver a fim de estudar a anatomia do corpo todo sob a supervisão do professor Noback. Pedia sua ajuda quando necessário, além de contar com um manual para orientar minhas dissecações. Impressionei o dr. Noback com resultados muito bons nos testes parciais e no exame final.

Após o término do curso, em julho de 1944, o dr. Noback, na iminência de se tornar reitor da Faculdade de Medicina e Cirurgia de Essex, ofereceu-me uma vaga de assistente no laboratório de anatomia dessa nova faculdade de Nova Jersey. Como o trabalho só ocupava meio período, pude continuar lecionando duas horas por dia à tarde e três horas à noite. Desse modo, fui capaz de garantir meu salário completo de professor (US$ 4.200 anuais), além de uma limitada remuneração da faculdade de medicina. Estava contente por me associar a uma instituição como essa e me envolver com o estudo e o ensino do corpo humano.

68 | Alexander Lowen

Iniciei minhas atividades no outono de 1944 e logo me tornei um professor popular do laboratório de anatomia – tinha idade próxima à de muitos alunos. No primeiro mês, aceitei uma oferta incomum: troquei meus serviços pela anuidade da faculdade de medicina e tornei-me, ao mesmo tempo, aluno e membro do corpo docente. Desliguei-me, sem o menor problema, do sistema de ensino da prefeitura de Nova York e me senti no topo do mundo, indo e vindo todo dia de Nova Jersey para cursar o primeiro ano da faculdade. Agora, seguia rumo ao meu objetivo.

Na primavera, o dr. Noback foi injustamente acusado de improbidade administrativa: supostamente, apresentado comprovantes falsos de despesas. Eu sabia da motivação política dessa acusação inverídica. Meus amigos pretendiam entrar em greve, e não hesitei em me unir a eles. No dia seguinte, soube que o novo reitor queria me ver. Fui à sua sala para ouvir que, caso integrasse a passeata, ele não teria outra escolha senão me expulsar da faculdade. Participei da passeata sem dizer uma palavra sobre meus planos; sabia que não tinha alternativa. Conforme prometido, fui demitido e expulso da faculdade.

Os outros alunos e eu resolvemos brigar com a nova administração. Fiquei encarregado da campanha que deveria expor os verdadeiros fatos aos mantenedores da faculdade. Encontramo-nos todos os dias em Newark, durante o verão de 1945, e conseguimos nos reunir com a maioria dos mantenedores. Conseguimos também uma audiência com o chefe da Junta dos Examinadores Médicos e outra com o homem mais influente da região, o presidente do Supremo Tribunal de Justiça de Nova Jersey. Fomos recebidos com cordialidade e ouvidos com atenção. Apesar do fato de não ter renda, aquele verão acabou sendo um período excitante e divertido. Sentia-me livre, sem um trabalho regular nem horas fixas de estudo com que me ocupar.

A Segunda Guerra Mundial terminara, e o combate no Japão estava chegando ao fim. Em junho, enviei um pedido de matrícula à faculdade de medicina da Universidade de Genebra. Enquanto esperava resposta, retomei minha antiga atividade como professor.

Além disso, a Comissão de Mantenedores da Faculdade de Medicina e Cirurgia de Essex tomara providências para melhorar o funcionamento da escola, e as mudanças realizadas no corpo administrativo obrigaram a Faculdade de Medicina de Essex a me deixar completar o ano. Prestei os exames finais e obtive um certificado de que concluíra com êxito o primeiro ano da faculdade.

7

A Universidade de Genebra e a vida na Suíça

Os anos que Freddie e eu passamos na Suíça representam um período importante de minha vida. Eu era um estudante novamente, sem o estresse de garantir nossa subsistência. Num ambiente desconhecido, experimentei o início de uma vida nova. Queria construir uma base mais sólida para minha personalidade, que pudesse sustentar uma noção mais forte de mim mesmo. A terapia com Reich me proporcionara os alicerces para vivenciar uma profunda sensação de renovação e usufruir a construção de um novo começo, num lugar novo.

Quando guardamos nossos objetos de casa e móveis num local seguro e saímos de Nova York rumo à Europa, eu levava US$ 4.800 em dinheiro e tinha um saldo bancário de mais US$ 14 mil. Essa soma seria suficiente para pagar a anuidade da faculdade e nos sustentar em Genebra durante os quatros anos em que eu estivesse estudando, sem a ajuda financeira de ninguém.

Após o término da guerra, os países europeus estavam ansiosos por trocar dólares americanos e comprar máquinas e equipamentos para reconstruir suas cidades. Pagamos US$ 1.200, em Nova York, por um carro que retiraríamos em Paris. Escolhemos um Simca, um pequeno conversível de dois lugares, de modelo semelhante ao do Topolina italiano, com bagageiro atrás dos bancos.

Sidney Mantell, um antigo parceiro de tênis e amigo dos acampamentos de verão, era casado com uma suíça cuja mãe morava em Berna, capital do país. Ficou combinado que nos hospedaríamos por um tempo na casa dessa senhora, que nos mostraria a cidade. No entanto, ao saber que planejávamos levar nosso cachorro, a esposa de Sidney exclamou: "Ah, não, minha mãe não admite cachorros em casa!". Nem mesmo com nossas explicações de que Billie era dócil e bem-comportada conseguimos convencê-la. Mas não podíamos abandonar nosso animal de estimação – e deixamos que a mão de Deus nos guiasse.

Em 25 de setembro de 1947, com três malas grandes, várias malas menores e Billie, Freddie e eu entramos no navio USS United States rumo à Europa. No meio do caminho, numa travessia de seis dias, enfrentamos o mau tempo, bem como o enjôo causado pelo balanço do navio. Não querendo deixar Billie exposta à tempestade no canil aberto do deque superior, demos um jeito para que ela ficasse conosco. Embora os cachorros não pudessem permanecer no deque inferior, colocamos sua coleira e descemos com ela, passando bem diante do encarregado, até nossa cabina na terceira classe – onde ela ficou o resto da viagem! No geral, essa viagem foi uma experiência bastante agradável.

Com o porto de Le Havre destruído durante a guerra, nosso navio precisou atracar em Cherbourg, onde não havia docas de recepção para passageiros. Fomos levados para a terra, junto com toda a nossa bagagem, em pequenos barcos chamados chatas. Os carregadores nos ajudaram a transportar nossas coisas até a plataforma do trem para Paris. Contudo, na busca pelo vagão certo, perdemos uma das caixas de chapéus de Freddie. No escritório da Alfândega e Imigração, a taxa de câmbio oficial para nosso dinheiro americano era tão alta que não tivemos de gastar muito.

Assim que chegamos de táxi ao pequeno hotel parisiense em que fizéramos reserva, depois de subir todas as malas até o quarto, no último andar, Freddie e eu pegamos Billie e saímos para uma volta. Caminhar pelas ruas de Paris, por entre suas lojas maravilhosas, trouxe-nos grande prazer. Os únicos automóveis a trafegar eram uns poucos táxis, e as calçadas não estavam atulhadas de gente. Freddie não sabia uma palavra de francês, mas eu já tinha familiaridade com o idioma, depois de dois anos de aulas no ensino médio.

Passamos a primeira semana em Paris esperando por nosso carro – eram produzidas apenas cinco unidades por dia. Fomos várias vezes até a fábrica, de trem e de táxi. Deram-nos cupons de racionamento para comida, que incluíam café e refeições em restaurantes. Seguindo conselhos de amigos, tínhamos levado café extra para dar de presente, mas, diante das circunstâncias de racionamento, bebemos quase tudo. Quando enfim pegamos o carro e os documentos no fim de semana, soubemos que o serviço de distribuição de cupons de gasolina só voltaria a abrir depois de segunda-feira. Com mais alguns dias de estada obrigatória na cidade-luz, celebramos naquele sábado à noite com ingressos para o cabaré Casino de Paris, onde assistimos a uma excelente comédia musical. Planejáramos passar dois dias na capital francesa; ficamos oito.

Às seis horas de uma cálida tarde de fins de setembro, havíamos empacotado nossas coisas e finalmente estávamos prontos para partir. Abaixamos a capota de nosso carrinho conversível e saímos de Paris, tomando a rodovia principal em direção à Suíça. A lua estava cheia, e nós desligamos os faróis, seguindo para leste por estradas desertas, iluminadas apenas pelo clarão do luar. Estávamos empolgados de nos ver a caminho da Suíça, em condições tão românticas. Naquela noite memorável, paramos numa fazenda à beira da estrada, onde uma placa indicava vagas para visitantes. Surpreendemo-nos em ver Billie comer com entusiasmo o que tinham para oferecer aos cachorros: apenas leite e pão.

Na tarde seguinte, cruzamos as montanhas Jura e entramos na Suíça, com as luzes de Berna brilhando ao fundo. No início da noite, chegamos à casa da senhora Perrenoud, mãe de nossa amiga May

Mantell. Ela vivia com sua irmã mais velha, Dina, outra viúva aposentada, num lindo apartamento no centro da cidade. Assim que se recobrou da surpresa inicial de nos ver com um cachorro, a senhora Perrenoud nos acolheu com gentileza, e a Billie também. Nossas anfitriãs foram muito generosas conosco. Dina ensinou Freddie a preparar queijos suíços e a ajudou com o idioma, durante o tempo em que eu perambulava pela linda parte velha de Berna. Ficamos com essas amigas por quase cinco dias. A visita nos garantiu um período de descanso de que precisávamos muito e que nos serviu como princípio de assimilação da vida e dos costumes suíços, antes de nos instalarmos e montarmos uma casa em país estrangeiro. Quando saímos de Berna para Genebra, a senhora Perrenoud comentou: "Seu cachorro sempre será bem-vindo em minha casa". Voltamos várias vezes à sua casa enquanto moramos na Suíça.

Ao chegar a Genebra, hospedamo-nos num pequeno hotel, na praça do outro lado da entrada da universidade. Por causa da guerra, era difícil achar um lugar para morar. Naquela primeira noite, conheci um aluno de medicina, também americano, que havia alugado de uma senhora suíça um quarto num apartamento das imediações. Segundo meu colega, sairia mais barato alugar um quarto, naquele mesmo apartamento, do que ficar num hotel. Mas aquela senhora vigiava tudo; cobrava até os fósforos que usávamos para acender o fogão! Em dois dias, saímos de lá e nos mudamos para outro apartamento, num belo bairro, com dois quartos e acesso exclusivo à cozinha.

Para morar em Genebra, é preciso se registrar no Contrôle de l'Habitant (CH), um escritório que controla todos os residentes da cidade. Sempre que você se hospeda num hotel, seu nome, número de passaporte e endereço de origem são enviados para esse local. Leslie e eu realmente queríamos um apartamento só para nós, e havia alguns disponíveis. Inscrevi-me então no CH a fim de obter autorização para alugar uma unidade de um edifício de construção recente, mas minha solicitação foi recusada. Esses apartamentos, justificaram, estavam disponíveis somente para suíços e certas categorias especiais de estrangeiros, que não incluíam estudantes.

Esse problema da moradia aborreceu Freddie a tal ponto que ela chegou a anunciar, para meu espanto, que queria regressar aos Estados Unidos. Vi o sonho de me tornar um médico reichiano desmoronando no chão, embora soubesse que não podia voltar e que ela teria de sair da Suíça sozinha. Depois de uma semana, no entanto, encontramos um local mais confortável e ela desistiu dessa idéia.

O inverno anterior fora muito intenso; meu colega de faculdade dissera ter atravessado todo esse período na cama, de roupa, estudando. O combustível ainda era limitado. Havia água quente para banhos apenas uma vez por semana, aos sábados de manhã. Nosso vizinho, um nobre húngaro que fugira de seu país na chegada dos comunistas ao poder, mantinha-se isolado, mas sempre usava a banheira primeiro – às vezes, só encontrávamos água morna na hora de tomar banho. Lavar roupas era ainda mais difícil, pois só podíamos lavar as peças de uso pessoal e os lençóis uma vez a cada sete semanas. Mas nos adaptamos à situação e o dia-a-dia logo se tornou mais agradável. A senhoria ajudou, mostrando ser uma pessoa agradável. Não reclamou quando Billie se apossou de um divã como acomodação particular; daí em diante, passou a chamá-la de "Madame Billie".

O lado adverso de viver em Genebra era o clima durante o inverno: frio, úmido e nublado o tempo todo. Um banco de neblina, chamado *la mer breulliard*, ou mar de névoa, pendia sobre a cidade de novembro a abril. Esse mar de nuvens baixas estendia-se pelo norte da Alemanha, passando pela Holanda, pela Bélgica, por Luxemburgo e por alguns trechos do norte da França. Entretanto, assim que nosso lar e lugar de trabalho ficaram minimamente aquecidos, acostumamo-nos também ao frio, e a vida na Suíça se tornou definitivamente mais prazerosa.

Pouco depois de chegarmos a Genebra, matriculei-me na universidade como aluno de medicina. O programa da faculdade para a obtenção do título de doutor em medicina levava cinco anos e meio, um e meio a mais que nas escolas americanas. Na apresentação de meus certificados, incluí o da Faculdade de Medicina e Cirurgia de Essex, segundo o qual eu fora aprovado no primeiro ano do curso de medicina. Conquanto tenha aceitado meu certificado e considerado meus créditos de um ano, o reitor de Genebra explicou que eu teria de repetir os cursos. De todo modo, só precisaria de quatro anos e meio para chegar ao meu título na Suíça. Fiquei satisfeito com essa situação – especialmente porque poderia encurtar mais meio ano se fizesse os exames finais no início do último semestre. As aulas em francês não se mostraram grande problema. Levara meus livros de medicina em inglês, os mesmos que tinha usado na Faculdade de Essex, e muitos nomes das partes anatômicas eram os mesmos nas duas línguas. E, morando num país em que se falava francês, meu domínio do idioma melhorou rapidamente.

Um dos benefícios de estudar em Genebra era o custo da anuidade. Pagava apenas US$ 220 ao ano, dez vezes menos do que me custaria uma faculdade americana. A comida também era mais barata que nos Estados Unidos, embora fosse racionada. Como na maioria das cidades européias, em Genebra havia feiras livres nas quais os produtores vendiam suas frutas, legumes e verduras diretamente aos consumidores.

Ainda precisávamos de um lugar melhor para viver. Certa vez, depois de renovar meu pedido com às autoridades competentes, descobri que poderia conseguir um apartamento fora da zona urbana; a partir daí, nossa sorte começou a mudar. Acompanhei nos jornais anúncios de apartamentos para alugar durante vários meses até que, em abril, uma casa de campo de quatro aposentos, a apenas cinco quilômetros do centro da cidade, ficou desocupada. Era a metade de um imóvel geminado, num local maravilhoso no campo. Tinha uma pequena cozinha, dois dormitórios, um saguão bem pequeno e uma sala de jantar. O aluguel custaria razoáveis 60 francos suíços por mês. A senhoria se mudara para a Argélia, deixando a mãe e o irmão, que viviam na outra metade da casa de campo, cuidando da propriedade. Eles não fizeram objeção a Billie e, assim, acertamos o contrato e nos mudamos no dia seguinte. Da sacada podíamos ver o pico do Mont Blanc, e o jardim descia numa encosta que chegava até os trilhos do trem. No dia seguinte, porém, nossa sorte pareceu estar correndo risco. Recebemos um telefonema requisitando que nos apresentássemos no escritório do Contrôle de l'Habitant; fomos para o centro da cidade com uma sensação pesada. O oficial nos informou que não tínhamos direito àquele apartamento de dois quartos, pois éramos apenas duas pessoas – embora o segundo quarto, minúsculo, só pudesse comportar algum visitante esporádico. Argumentei que ele mesmo autorizara o aluguel de um apartamento como esse, desde que fora da cidade. Para minha surpresa, ele confirmou: "Sim, eu disse isso mesmo". Acrescentando, em seguida: "Bom, está certo, vocês podem ficar". Acredito que sua anuência tenha sido influenciada pelo fato de já estarmos instalados, com todos os nossos pertences, na casa de campo.

Havia outras três casas de campo na mesma área da nossa, uma das quais não era usada regularmente. Depois de algum tempo, os moradores das outras duas tornaram-se bons amigos nossos, e, nos três anos seguintes, a casa de campo foi um verdadeiro lar para nós.

Uma estrada vicinal saía da rodovia local para chegar até nossa casa. Do outro lado, um campo de trigo era plantado todos os anos. Nossa casa ficava na cidade de Bellevue, em cuja pequena estação podíamos tomar o trem para Genebra. No extremo da estação, a estrada principal margeava o grande lago Léman, que liga Genebra a Lausanne e outros cantões. Lausanne fica na extremidade mais alta do lago, e Genebra, na mais baixa. O lago Léman recebe suas águas das montanhas de Valais; em sua parte mais baixa, transforma-se no rio Ródano, que cruza a França e deságua no Mediterrâneo.

Não acho que haveria lugar mais bonito para passar nossos quatro anos em Genebra. Para ir de casa, em Bellevue, até a aula, em Genebra, precisava de somente vinte minutos de carro ou trinta, de trem. A vida no campo tornava a posse de um carro uma necessidade, mais do que um luxo. Mas um artigo de luxo fizemos questão de comprar: uma pequena geladeira, com metade do tamanho de uma geladeira normal nos Estados Unidos. Naqueles tempos, apenas os suíços abastados tinham refrigeradores, por isso os vizinhos nos chamavam de "os americanos ricos".

Um aquecedor a carvão, instalado no porão do nosso lado da casa de campo, era aceso no início de novembro e desligado em março. A casa nunca estava muito aquecida, obrigando-nos a usar roupas quentes de outubro a abril – inclusive sapatos com sola de borracha, para proteger os pés dos soalhos frios. O porão era frio e a água, um gelo. Um pequeno aquecedor a gás na cozinha levava mais de duas horas para esquentar a água.

Freddie tinha a ingrata incumbência de lavar nossa roupa. Para tanto, era preciso montar uma fogueira e aquecer a água numa imensa chaleira. Sem experiência prévia em montagem de fogueiras, ela teve de contar com a ajuda de um dos vizinhos para aprender a fazer a lenha pegar fogo. Os vizinhos lavavam suas roupas de uso e de cama uma vez a cada cinco semanas, e as peças que usavam nunca perdiam a cor cinzenta. Freddie lavava as nossas todas as segundas-feiras, o que fazia suas roupas de cama parecerem sempre brancas aos serem estendidas para secar. Os vizinhos não deixaram escapar esse detalhe e passaram a chamá-la de "jovem americana corajosa".

Aqueles tempos foram mais difíceis para Freddie do que para mim. Antes de mais nada, ela ainda não tinha carteira de motorista. Ensinei-a a dirigir no Simca, mais difícil de guiar com seu câmbio de marchas, e ela aprendeu bem. O maior obstáculo seria mesmo prestar o exame de motorista na França, para o qual a preparei o melhor que pude. No dia da prova, fiquei surpreso ao descobrir que o exame consistia em descer uma colina! Um desafio muito difícil para uma novata num carro estrangeiro. Especialmente por isso, ficamos ambos encantados quando ela passou no teste e tirou sua licença.

O segundo problema de Freddie era a língua. Como eu ficava na faculdade o dia todo, todos os dias da semana, ela tinha de fazer as compras e tomar as outras providências sozinha – o que requisitava um domínio razoável do idioma. A fim de se virar por conta própria, ela resolveu contratar um professor particular da Berlitz. Logo conseguiu evoluir o suficiente para se fazer entender pelos suíços, e também para entendê-los. Com o tempo, passou a dominar o francês. Em terceiro lugar, Freddie tinha muito tempo livre. Na casa de campo havia um piano de armário que pertencia à senhoria e deu a ela uma excelente oportunidade de aprender a tocar.

Genebra era o centro cultural da Suíça francófona. Tinha uma excelente orquestra local, sob a direção de um ótimo maestro, Ernest Ansermet. Íamos a muitos de seus concertos e ouvíamos sempre no rádio suas apresentações. Numa outra sala de concertos, assistimos a grandes espetáculos de dança, música e teatro. E nunca deixamos de freqüentar o cinema. Era uma vida muito agradável.

A vida para os estudantes americanos era igualmente prazerosa. Conheci outros alunos de medicina que tinham vindo dos Estados Unidos para Genebra depois da guerra. Num ótimo café perto da universidade, um grupo do qual eu fazia parte se reunia para bebericar café, almoçar e conversar. Também nos tornamos amigos de dois alunos suíços do curso de pós-graduação, um de direito e outro de medicina. Por sua vez, eles nos apresentaram a outro amigo cuja família tinha um chalé num centro de esqui na França, um local chamado Morzine, perto dali.

Sugeriram então que nos encontrássemos lá no Natal – por sorte, Freddie e eu leváramos nossos esquis para a Suíça. Esses amigos conheciam o dono de um pequeno hotel, onde poderíamos nos hospedar e levar Billie conosco. Aceitamos o convite e viajamos em nosso carro até Morzine. Embora não fôssemos grandes esquiadores (na realidade, Freddie esquiava pela primeira vez), divertimo-nos muito, esquiando e aproveitando a companhia daquelas pessoas. Também fizemos contato com muitos turistas que paravam para agradar Billie e acabavam conversando conosco. Naquele Natal, em Morzine, conhecemos ainda um casal francês que nos convidou a visitá-los. Nessa altura, Freddie já gostava tanto da Suíça quanto eu.

Freqüentávamos a casa de muitos bons amigos suíços. Como muitos deles, quando o tempo estava bom, saíamos para longos passeios a pé pelas estradas rurais – sempre em companhia de Billie. Famílias suíças inteiras iam a pé até uma cidade vizinha, aos domingos à tardinha, para jantar. Naqueles tempos, servia-se a refeição principal ao meio-dia. Todas as lojas fechavam do meio-dia às duas da tarde, o que dava às pessoas tempo de almoçar em casa. Assim que o relógio batia as doze horas, a cidade ficava lotada de pessoas de bicicleta, rumo às suas casas para um almoço sem pressa. Dez minutos depois, as ruas estavam praticamente desertas. Então, faltando dez minutos para as duas horas, elas se enchiam de novo, e todos voltavam para o trabalho pedalando suas bicicletas.

Genebra era uma cidade muito pequena, com outra cidade muito antiga em seu centro, cuja fundação datava dos séculos XIV e XV. Ali, erguia-se uma linda catedral, que passara por uma reforma, mas cuja estrutura externa dos edifícios antigos mantinha-se intacta. A cidade fora poupada da devastação imposta pela guerra, diferentemente de tantas outras capitais européias.

Uma das principais atrações de Genebra era o trecho em que o lindo lago Léman se estreita para desaguar no rio Ródano. Lindos passeios com grandes floreiras repletas de plantas rodeavam essa extremidade do lago. De um lado, um delicioso jardim onde podíamos, quando o tempo estava ameno, nos sentar para tomar chá, sorvetes, café e outras bebidas. Mais adiante, num dos lados, havia hotéis elegantes e, no outro, pequenos e atraentes edifícios comerciais. Várias pequenas pontes cruzavam o Ródano, assim que saía do lago. De uma das ruas que atravessavam o rio, a Rua do Mont Blanc, podíamos ver essa montanha quando o dia estava claro. Uma grande fonte no lago garantia à área um ar muito festivo. A uma pequena distância, cerca de um quilômetro, margeando o lago, havia uma praia arenosa, onde se podia nadar no verão. Freddie ia de carro até a praia, na hora do almoço, e nos encontrávamos lá. Depois de um mergulho na água fria do lago, fazíamos um delicioso piquenique com o almoço prepa-

80 | Alexander Lowen

rado por Freddie. Em raras ocasiões, eu voltava a pé da universidade até nossa casa, caminhando todos os cinco quilômetros do trajeto.

A cidade de Genebra faz fronteira com a França em três lados, incluindo a pequena cidade francesa de Annemasse, na fronteira leste. Pobre em comparação com Genebra, o comércio da cidade fronteiriça oferecia preços mais baixos, levando muitos suíços a comprar mercadorias ali, principalmente vinho francês. Não éramos diferentes e, tendo automóvel, era muito fácil chegar até Annemasse. Na volta a Genebra, entretanto, precisávamos declarar nossas compras e pagar o imposto devido. Costumávamos então colocar uma ou duas garrafas de vinho debaixo da manta do banco traseiro – originalmente usada para proteger a forração do assento dos pêlos de Billie. E a verdade é que nunca nos vistoriavam no percurso de volta. Ao sul de Genebra, ficava a pequena e linda cidade de Annecy, para onde íamos de tempos em tempos a fim de desfrutar de um jantar francês. A cidade tinha um pequeno lago, rodeado por colinas. No verão, Freddie e eu alugávamos um pequeno barco a vela por mais ou menos 50 centavos a hora, levávamos almoço e permanecíamos ali por muito tempo. Foi nesse lago que aprendi a velejar.

Para nós, viajando de carro, também era relativamente fácil visitar a senhora Perrenoud e sua irmã, em Berna. Passávamos ali dois ou três dias, usufruindo de sua generosa hospitalidade e explorando Bernois Oberland, as montanhas em torno da cidade.

Também de automóvel, aproveitamos para visitar a Itália pela primeira vez, no verão de 1948. Essa viagem significava cruzar os Alpes em nosso modesto carrinho, com Billie a bordo. Como planejávamos uma viagem econômica, seria preciso pernoitar e fazer nossas refeições em pequenas fazendas e pensões. Um de nossos maiores prazeres era parar o carro e montar um pequeno piquenique à beira da estrada. Levávamos uma mesa, cadeiras dobráveis, toalha de mesa e guardanapos. Comprávamos pão fresco em pequenas padarias, fatias de carne no açougue, tomates e pêssegos de vendedores de rua

Uma vida para o corpo ‖ 81

– tudo acompanhado por uma garrafa de vinho. Nessa época, eram comuns piqueniques assim; havia poucos carros nas rodovias, então ficávamos sempre à vontade.

Embora não falássemos o idioma, não me lembro de isso ter nos causado grandes problemas em nossa passagem pela Itália. Nessa primeira viagem a esse país, graças a um fusível e dois faróis queimados não pudemos seguir viagem à noite; como era domingo, a maioria dos postos de gasolina estava fechada. Por sorte, logo encontramos uma pequena oficina, mas o mecânico não tinha a peça de reposição para o modelo do nosso carro. Fiquei muito impressionado quando o italiano, com um pedaço de arame, improvisou um fusível que fez os faróis funcionarem.

Também visitamos Zurique, atendendo a um convite de um jovem casal de suíços. Eles estavam ansiosos para conhecer alguém que tivesse travado contato pessoal com Reich.

Nesses anos em que moramos na Europa, pude apreciar a gentileza e a solicitude das pessoas. Certa vez, voltando de Morzine após um fim de semana esquiando, nosso pequeno Simca quebrou num domingo à noite, numa pequena cidade a meio caminho de volta para Genebra. Estava tudo fechado. Bati à porta de uma casa e perguntei à pessoa que atendeu se havia algum lugar onde pudéssemos passar a noite. O senhor me informou que existia uma hospedaria na outra ponta da cidade; ressaltou, porém, que àquela altura o dono já teria encerrado as atividades do dia. Ele sugeriu que eu atirasse umas pedrinhas na janela do térreo, na esperança de ser atendido.

Segui suas instruções, e, quando o homem apareceu na janela da hospedaria, expliquei a situação. Ele disse que ficaria contente em nos acomodar, mas que o aquecimento tinha sido desligado em todos os cômodos; respondi-lhe então que isso não seria problema – bastaria dormir de roupa. O dono nos levou até sua ampla cozinha, onde toda a família se reunia, e, generosamente, repartiu conosco a comida e um pouco do café quente. Interessaram-se por nós e por Billie, e ficamos conversando por várias horas. Os novos amigos nos convidaram para voltar e visitá-los, toda vez que passássemos pela cidade – o que passamos a fazer em todas as viagens a Morzine, desejando manter viva aquela amizade.

Em outra oportunidade, voltando de uma área de esqui na França, o carro quebrou a cerca de dez quilômetros de Thouen, em Les Bains, um *spa* do outro lado do lago de Genebra. Tivemos a sorte de acenar para um dos poucos carros que passavam naquela estrada. Ele parou e nos rebocou até a cidade, onde nos hospedamos num hotel para passar a noite. No dia seguinte, um mecânico fez o conserto e voltamos a Genebra.

De fato, Genebra e a casa de campo em que moramos por mais de três anos representaram um verdadeiro lar para nós. Foi um período e um lugar maravilhosos para começarmos nossa família. Quando voltamos para os Estados Unidos, Freddie estava grávida de oito meses.

8

O nascimento de Frederic Lowen

Voltamos para os Estados Unidos no dia 27 de agosto de 1951, exatamente um mês antes de nosso filho nascer. Queríamos que ele nascesse por meio de parto natural, então procuramos um médico que pensasse como nós. Soube de um obstetra vinculado ao grupo de médicos associados a Reich, mas o contato não deu certo. Ele não pareceu especialmente interessado em se envolver com Leslie, e acabei ouvindo histórias sobre a mente pornográfica do sujeito. Não teria sido nada sensato trabalhar com ele.

Reaproximei-me então de Allan Cott, psiquiatra que fora membro do Instituto Orgone na época em que eu estivera ativamente envolvido com Reich. O dr. Cott trabalhava num hospital de New Jersey em que o dr. Elsworth Baker dirigia o serviço de psiquiatria. Embora fosse o responsável por levar as idéias de Reich a esse grupo, dr. Baker nada podia nos oferecer para que o parto ocorresse conforme desejávamos.

Ainda precisávamos encontrar um médico e um hospital onde fazer o parto — conquanto Leslie e eu realmente preferíssemos fazê-lo em casa, que seria o cenário mais natural. Entrei em contato com o médico de minha família e perguntei se ele assumiria um parto nessas circunstâncias. Ele disse que não, mas nos informou que os médicos do Hospital Geral de New Haven utilizavam esse procedimento, e que o hospital tinha instalações para alojamento conjunto de mãe e bebê após o nascimento. Marquei então uma consulta para que Leslie fosse atendida por um médico do tal grupo. Naturalmente, eu a acompanhei. Quando ela explicou seu interesse pelo parto natural, ele comentou: "Mulheres de médicos são nossas piores pacientes". Mais tarde, ela me contou o que pensara naquele momento: "Esta é uma mulher que você nunca verá chorar". Contudo, Leslie não estava bem. O estresse e a apreensão de precisar encontrar um apartamento para morarmos, prepará-lo e cuidar de Billie, sem muita ajuda de minha parte, deixaram-na esgotada. Duas semanas antes, eu começara um período de residência no Hospital Geral Yonkers. Meu horário era pesado; ficava fora uma noite sim, uma não – e só tinha folga em fins de semana alternados. Nos outros dias, dormia no hospital e fazia minhas refeições por lá. Quando os médicos constataram que as pernas de Leslie começavam a inchar e que ela retinha líquido, internaram-na imediatamente. Estava com a gestação completa, porém seu estado geral atrasara o início do trabalho de parto.

Depois de dois dias, sua condição melhorou e ela recebeu alta, mas não teve autorização para voltar para casa. Pediram a ela que ficasse na sede local da Associação Cristã de Moços e que ligasse caso entrasse em trabalho de parto ou tivesse algum problema. Ao acordar no dia seguinte, Leslie viu que a cama estava molhada e seguiu as instruções dos médicos. A bolsa tinha rompido, e o trabalho de parto começaria em breve.

Quando o hospital ligou, no início da tarde, informando que minha esposa fora internada na ala obstétrica, saí imediatamente para lá com uma muda de roupas limpas. Leslie descansava num apartamento particular, até que, às 16h30, enquanto fazia uma refeição, as contrações começaram – e muito fortes. Acompanhado por uma enfermeira, o obstetra aconselhou-a a ficar rígida e esticar os joelhos quando as contrações ocorressem. Elas eram dolorosas, e eu sabia, por experiência própria, de terapia, e pela experiência com outros pacientes, que relaxar e acompanhar a onda da dor sem opor resistência diminuía essa dor. Bem baixinho, sugeri a ela que soltasse os joelhos e expirasse, o que logo surtiu o efeito desejado. Embora Leslie se sentisse melhor seguindo o meu conselho, era visível o incômodo do obstetra com o que considerou uma interferência de minha parte. Pode ter sido esse o motivo de eu não receber permissão para ficar na sala de parto; o médico informou que se tratava de uma regra do hospital. Mais tarde, porém, uma enfermeira confidenciou à minha esposa que aquele médico tinha autoridade para quebrar essa regra, se assim quisesse.

Foi um parto difícil para Leslie. Ela entrou na sala às 23h45. Não sabíamos se o bebê nasceria no dia 26 ou 27 de setembro. Por volta de 0h30 do dia 27, a cabeça coroou. "Mais um empurrão com vontade e ele vai nascer", incentivou o obstetra. E Leslie pensou: "Eu consigo fazer isso". Mais um bom empurrão, e o menino nasceu aos 33 minutos do dia 27 de setembro de 1951.

Deixaram-me ver o bebê depois de terem-no limpado e de saírem da sala de parto. Fiquei imediatamente impressionado com a semelhança entre a fisionomia de meu filho e a de meu pai – e com a intensidade dessa sensação. Ofereceram um sonífero a Leslie para que tivesse uma boa noite de sono, mas ela recusou o remédio. Ainda que o bebê precisasse ficar no berçário – não havia alojamento conjunto –, a nova mamãe estava excitada demais e não queria dormir.

Traziam-lhe o bebê para mamar a cada três horas, depois voltavam com ele para o berçário. Somente no terceiro dia puderam ficar juntos. Ele foi instalado num berço ao lado da cama da mãe, permitindo a ela pegá-lo no colo sempre que quisesse. Esses dias em que ficaram juntos trouxeram grande alegria para Leslie e, tenho certeza, para Fred também. E eu experimentei uma felicidade exuberante ao voltar do hospital para casa, na noite em que ele nasceu.

Cinco dias depois, mãe e bebê receberam alta do hospital e levei-os de carro para casa. Morávamos num apartamento no vilarejo de

Hastings-on-Hudson. Já naquela noite, tiveram início as cólicas de Fred, que durariam seis meses. Todo cair de tarde, via o bebê procurar o seio muito avidamente. Poucos segundos depois de ter começado a mamar, soltava o bico e começava a gritar, noite adentro, até ficar exausto. Se Leslie lhe oferecesse o seio depois de ele ter começado a gritar, Fred punha-se a sugar, mas logo em seguida soltava o bico e voltava a gritar. Segurá-lo ou caminhar com ele pelo apartamento, embalando-o suavemente, melhorava um pouco a situação. Ainda assim, seus gritos eram tão fortes que podiam ser ouvidos a vários quarteirões de distância.

Em algum momento entre nove e onze horas da noite, Leslie ia com ele para a cama e lhe dava o peito até que adormecesse. Se ele acordasse e tentasse mamar de novo, os gritos recomeçariam, mas por pouco tempo. Protegê-lo com roupinhas e mantas bem quentes e sair com ele para um passeio ao ar livre também ajudava. Billie, que atravessou conosco todo esse período, tentava lambê-lo. Não entendíamos o que havia de errado com nosso bebê. Quando não estava gritando, parecia bastante feliz.

Eu tinha uma hipótese. De tanto observá-lo, notei que ia ao seio com muita voracidade e depois se afastava, frustrado. Em minha opinião, essa aflição se devia a um medo de perder o seio; experiência pela qual ele passara durante sua estada no hospital. Levado ao seio logo depois de nascer – sem apresentar nenhuma ansiedade ao mamar –, Fred fora rapidamente reconduzido ao berçário para passar a noite. Por dois dias consecutivos. No terceiro, ele pôde ficar direto com a mãe sem interrupções e mamar sempre que quisesse. Mas essa proximidade foi novamente quebrada ao voltarmos para casa. Acredito que essa quebra, traumática, no contato com a mãe tenha sido responsável por criar nele uma ansiedade de perder o seio, privando-o do prazer esperado.

Era perceptível seu vigoroso movimento de busca pelo seio. Ele se frustrava, e a única coisa que podia fazer era gritar. Não sei se minha teoria está correta – afinal, por alguma razão, os gritos só ocorriam à noite –, mas é a única explicação com sentido para mim. As cólicas duraram cerca de seis meses, e não houve seqüelas depois que cessaram. Fred, que continuou mamando por mais de três anos, era uma criança perfeitamente normal, um menino contente e lindo. Nossa alegria por tê-lo era imensa. Tudo isso aconteceu enquanto eu fazia residência.

9

O Conselho dos Examinadores de Medicina de Nova York

Meu período como residente transcorreu tranqüilamente. No começo, o sono fora uma preocupação. Ficava de plantão todos os dias, as tardes e as noites; será que conseguiria passar tantas horas sem dormir? Sabendo que poderia ser despertado a qualquer momento, tinha dificuldade em cair no sono. Certa noite, disse para mim mesmo que seria capaz de agüentar, ainda que me acordassem dali a uma hora. Para minha surpresa, naquela noite não me acordaram – e com isso terminou minha ansiedade em relação ao sono.

Naqueles tempos, os residentes andavam nas ambulâncias. O motorista, no emprego há muitos anos, conhecia todo mundo na cidade e costumava nos aconselhar sobre como lidar com problemas. Não aprendi muito sobre medicina, mas foi uma experiência inestimável para me ajudar a compreender como ela era praticada num hospital particular de pequeno porte.

Assim que terminei a residência no Hospital Geral Yonkers, candidatei-me ao exame do Conselho dos Examinadores de Medicina de Nova York a fim de obter a licença estadual para praticar medicina. Após uma demora de vários meses, finalmente recebi uma carta informando que minha solicitação estava pendente devido a uma investigação sobre minha qualificação moral para exercer a profissão, e que seria chamado pelo Conselho para uma audiência. Foi um choque. Evidentemente, tinha feito alguma coisa capaz de levantar suspeitas a meu respeito. É verdade que colocara no carro placas com as iniciais M.D. [*medicine doctor*, doutor em medicina], que me permitiriam estacionar em qualquer lugar da cidade – eu era doutor em medicina, só não obtivera esse certificado ainda. Seria essa a razão da desconfiança sobre minha integridade? Não conseguia acreditar nisso, mas fiquei preocupado. Caso fosse considerado moralmente inapto para a medicina, todas as portas, em todos os Estados, fechariam-se à minha licença médica. Estava apreensivo. Como iria me sustentar?

Teria esse problema surgido em virtude de minha associação com Wilhelm Reich e de meu trabalho de dois anos como terapeuta reichiano, antes de ir para a Europa? Não podia imaginar onde haviam conseguido tal informação, exceto por uma única fonte possível. Enquanto ainda completava minha residência no Hospital Geral Yonkers, recebi uma ligação de um antigo vizinho, dos tempos de Nova York. Sua tia, que recebera um diagnóstico de tumor maligno no seio, estava internada lá. Conversei com ela e sugeri que talvez pudesse ser ajudada pela orgonioterapia. O Orgone Institute abrira uma clínica em Nova York, que, alguns meses depois, foi desativada pelas autoridades médicas por não apresentar alvará de funcionamento e um dos médicos de seu corpo clínico não ter obtido o certificado oficial. Imaginei que o exame dos prontuários clínicos dos pacientes, levado a cabo pelas autoridades médicas, pudesse ter detectado alguma anotação, documentando que a paciente dera meu nome como referência.

Num sábado da primavera de 1953, em Nova York, compareci perante o Conselho dos Examinadores de Medicina, conforme solicitado. Não me sentia intimidado. Quando entrei na sala, deparei com aproximadamente trinta homens sentados diante de uma longa mesa. O diretor do conselho, na cabeceira, quis saber se eu conhecia a razão pela qual tinha sido convocado para aquela audiência. Perguntei se estava relacionada a Wilhelm Reich. Eles confirmaram e pediram-me que explicasse minha ligação com ele. Descrevi como o conhecera, por que acreditava em suas idéias e por que achava que Reich tinha muito a oferecer à medicina. Declarei que havia praticado a terapia reichiana por dois anos, antes de ir para Genebra, e que continuaria exercendo meu ofício com essa forma de terapia, enfocando a medicina psicossomática. Perguntaram-me então se, liberando uma "pelve retraída", não se desencadearia uma promiscuidade sexual. Respondi que o efeito seria justamente inverso.

Ao final daquela audiência, quando eu já me dirigia à saída, o diretor se aproximou e disse: "Dr. Lowen, o senhor causou uma boa impressão nos membros do conselho, mas seja cuidadoso porque há uma investigação sobre o senhor". O aviso era bem-intencionado; em alguns círculos, qualquer pessoa investigada poderia ser vista como criadora de confusão. Manter a associação com os reichianos me colocaria, portanto, numa situação de duplo risco, caso esse grupo se metesse em confusão. Eu sabia que precisava seguir meu próprio caminho, e essa não foi uma decisão difícil de tomar. Já me tornara cético em relação à postura terapêutica reichiana.

10

Dr. John Pierrakos

Após o término de minha residência, vários pacientes que conheci antes de mudar para a Suíça voltaram a me procurar para períodos ocasionais de terapia. Sem recursos para montar um consultório, fazia as sessões em domicílio, atendendo as pessoas em suas casas. Uma delas sugeriu que eu procurasse o dr. John Pierrakos, pois seu consultório no Village só era usado uma parte do tempo e ele talvez estivesse interessado em repartir. Conheci Pierrakos em 1953 e soube que ele só precisava do consultório depois das 18 horas. Durante o dia, estava ocupado com sua residência em psiquiatria, no Centro Médico Downstate. Como estava começando a clinicar, mostrou-se bastante satisfeito com um acordo de divisão. Assim que Pierrakos terminou a residência, começamos a usar o consultório em dias alternados. Mas algumas noites por semana estávamos ambos lá, o que nos deu oportunidade de conhecer um ao outro.

Pierrakos era muito comprometido com as idéias e o trabalho de Reich – depois de uma ou duas sessões de terapia, Reich recomendara a ele trabalhar com o dr. Elsworth Baker. Quando conheci Pierrakos, havia me conscientizado de que precisava e queria um pouco mais de terapia para me ajudar a vencer alguns bloqueios.

Não podia ir aos orgonioterapeutas, porque já não respeitava muito o que faziam, então pedi a Pierrakos que me ajudasse a soltar certos pontos de tensão muscular em meu corpo. Esse trabalho durou mais de dois anos.

Pierrakos e eu podíamos oferecer muito um ao outro, e ambos nos beneficiamos dessa associação. Nascido na Grécia, ele emigrou para os Estados Unidos na adolescência; agora estava casado e tinha uma filha. Ele e eu guardávamos algumas semelhanças, mas nossa personalidade era oposta em muitos sentidos. Embora fôssemos da mesma altura, ele era fisicamente mais forte e tinhas as sólidas e vigorosas características físicas dos homens gregos. Apesar de toda minha orientação para o corpo, eu era esguio e mais leve, uma criatura mais do céu e da luz. Observando as salas de atendimento, percebi que ele escolhera tapetes de tom azul claro, representando o céu; já eu optara por tapetes e cortinas em tons de vermelho. Eu precisava assentar no chão, buscando uma conexão mais firme com a terra. Ele, por sua vez, precisava de uma ligação com a luz e os aspectos mais etéreos da vida, partindo em busca do céu.

Pierrakos era míope e sempre usara óculos. Eu, sofrendo apenas de hipermetropia, não carecia de óculos. Enxergava claramente meus pacientes, ao passo que Pierrakos os sentia com clareza. No decorrer dos anos, percebi que sua visão era basicamente periférica, enquanto eu tinha uma forte visão central – era evidente que ele podia enxergar a aura em torno do corpo da pessoa e das árvores e outros objetos naturais muito melhor do que eu. Um dia, contemplávamos numa praia a pulsação da aura ou luminosidade sobre o oceano, que subia e descia. Pierrakos via claramente os campos da energia orgônica, fenômeno mais facilmente visível com a visão periférica, uma vez que é mais perceptível num ambiente de penumbra. Se a luz é muito forte, fica difícil enxergar a aura, por um motivo simples: com luz forte, a visão é central, ou seja, situada naquela região da retina que contém os bastonetes capazes de distinguir cores. Pierrakos descobriu que o uso de um filtro de vidro cor de cobalto sobre os olhos permite à maioria das pessoas enxergar facilmente a aura.

Eu era mais adepto das idéias e de sua expressão do que Pierrakos, e meu conhecimento da análise de caráter também era maior – por ter dez anos mais que ele e mais tempo de trabalho terapêutico com pacientes. Em inúmeras ocasiões, comparamos nossas anotações sobre o corpo de um paciente. Eu percebia sua forma, sua mobilidade e seus pontos de tensão, que bloqueavam o fluxo da energia ou das sensações, enquanto Pierrakos examinava o corpo estudando sua aura. Então, surpreendentemente, descobríamos que nossas conclusões sobre um paciente e seus problemas (diagnósticos da estrutura de caráter da pessoa, de seus problemas físicos e emocionais, bem como nossas abordagens terapêuticas) eram as mesmas.

Embora tivéssemos nos tornado amigos, as diferenças de temperamento às vezes apareciam. Eu era o líder intelectual do trabalho, o que escrevia e falava, enquanto John se ligava mais ao lado físico. Nossa abordagem da terapia – da análise bioenergética em especial – era semelhante, mas praticada com um toque diferente. Eu tinha uma mão mais leve; Pierrakos, uma mão mais pesada. A visão mística da vida cultivada por John sempre acabava conflitando com as minhas opiniões.

Na primavera de 1954, o consultório que repartíamos ficou pequeno demais; o número de pacientes de nós dois aumentara. Além disso, eu sabia que precisava montar um instituto baseado nos conceitos reichianos fundamentais de corpo e mente. Nos vinte anos seguintes, o consultório do Instituto de Análise Bioenergética situou-se no apartamento em que John e eu mantínhamos nosso consultório.

A experiência terapêutica mais forte vivenciada com Pierrakos – da qual me lembro – aconteceu na ocasião em que pedi sua ajuda para chorar. Desde muito pequeno, inibi meu choro e meus gritos. Quando finalmente consegui chorar e gritar, foi uma experiência marcante. Gritei em minha primeira sessão com Reich

- e chorei quando ele afirmou que eu devia desistir da terapia. Também chorei profundamente no dia em que Leslie sugeriu dar um fim a nosso relacionamento, vivendo depois a mais completa experiência de um orgasmo sexual. Contudo, acho que a pessoa deve conseguir chorar toda a tristeza de sua infância, e eu não conseguia fazer isso.

Deitado na maca, pedi a Pierrakos que apoiasse os punhos contra os músculos de meu maxilar e empurrasse. Tinha consciência do alto nível de tensão desses músculos, de que era isso o que me impedia de desmoronar. Eu sustentava o maxilar com a máxima rigidez, como expressão do quanto estava determinado a ser bem-sucedido. Em minha auto-imagem, era um sujeito com feições de buldogue, incapaz de se soltar. Quando John empurrou os punhos conforme meu pedido, senti muita dor. Rezei: "Oh, meu Deus, por favor, deixe-me chorar". Assim que proferi essas palavras, meu maxilar tremeu e eu chorei. Soluços profundos subiram de dentro do peito, por alguns minutos. John havia parado, mas eu continuei chorando sem bloqueios. Ao final do processo, senti-me aliviado, mais aberto e leve. Então me sentei, e John comentou que agora via uma auréola sobre minha cabeça, de tom azul claro, com mais ou menos trinta centímetros, irradiando-se pela sala.

Em 1972, dediquei meu livro *O corpo em depressão: as bases biológicas de fé e de realidade* ao dr. John Pierrakos, amigo querido e grande colaborador.

Um dos desastres que se abateu sobre a bioenergética foi a guinada de Pierrakos para o misticismo. O misticismo pode se tornar delírio e, em certo sentido, John desenvolveu delírios. Reich nunca se voltou para o misticismo; enveredou para o naturalismo, sim, nunca para o misticismo. Na opinião de Reich, o misticismo decorre da interpretação dos eventos sob o prisma dos sentimentos íntimos de cada um. Essa é, atualmente, a atitude oposta ao que Reich chamava de postura mecanicista, segundo a qual se avalia causa e efeito, ignorando completamente a realidade de que o observador influencia na ação. No misticismo, o observador é tudo; no mecanicismo, é irrelevante. Em termos simples, a ciência não tem lugar no misticismo, ao passo que sensações e sentimentos não encontram espaço na ciência. A meu ver, as duas perspectivas são aspectos diferentes de um mesmo processo; ainda assim, essa diferença essencial acabou levando ao término de minha ligação com Pierrakos.

Certa noite, em 1972, John entrou em minha sala dizendo que queria falar comigo. Contou que conhecera uma mulher chamada Eva, médium e curadora espiritual. Segundo ela, eu estava atrapalhando o desenvolvimento pessoal de Pierrakos, pois liderava tudo que fazíamos, mantendo-o sempre em segundo plano com minhas posições. Concordei que eu fosse o par dominante de nossa dupla, mas rebati que nunca fizera nada para bloquear seu caminho. Eu era mais velho, tinha a vantagem de um relacionamento mais prolongado com Reich, expressava-me mais oralmente e era mais intelectual que John.

Vários acontecimentos anteciparam minha separação de Pierrakos. Quando a tal Eva convidou Leslie e eu para um jantar em sua casa, ficamos chocados ao constatar que dois de seus clientes estavam nos servindo, um na cozinha e outro como garçom. Isso violava nossa postura sobre relacionamento terapêutico, pois exigia uma nítida separação entre as posições de terapeuta e cliente. No ano anterior, num *workshop* em Toronto, conhecêramos um sujeito que encaminhava regularmente pacientes aos participantes de seus seminários, cobrando uma porcentagem do que eles ganhassem. Tanto Leslie quanto eu repudiávamos qualquer grupo que sequer se assemelhasse a um culto. E, conquanto as idéias de Eva nos tenham ofendido, a atração de Pierrakos por elas foi o que mais me chocou.

Outro evento prenunciou nosso afastamento. Todo ano, costumávamos dar palestras abertas ao público sobre análise bioenergética. Na última dessas aulas, falei sobre conduta psicopática, e

John, uma semana depois, falou sobre negatividade. Durante essa palestra, ele admitiu ter sentimentos negativos a meu respeito pelo fato de eu ser o par dominante de nosso vínculo profissional. Afirmava ainda ser ele, Pierrakos, o elo virtuoso da dupla, o homem capaz de expor publicamente esses sentimentos negativos – John era capaz de admitir abertamente que sentia inveja de mim. Eu, sentado na platéia ao lado de minha esposa, fiquei chocado e ofendido com essa atitude, que tomei como um ataque pessoal. Se não reagisse, admitindo minha negatividade em relação a ele, seria culpado de esconder sentimentos. Se admitisse, ele venceria, pois eu só teria exposto abertamente meus sentimentos depois de seu desafio. Ainda hoje posso sentir a raiva que brotou naquele momento, pela malevolência com que ele me tratou, encurralando-me daquela maneira.

Nosso relacionamento deteriorou-se ainda mais após um encontro com treinandos, em que ele me acusou de não estar aberto às idéias místicas que cultivava. Pierrakos me dissera que Eva também era médium, capaz de se comunicar com os espíritos dos mortos. Ela conversara com o espírito do pai de John e transmitira as mensagens deste a ele. Embora as idéias e atividades de John contrariassem minha forma de pensar e minhas opiniões, nunca fiz comentários negativos a respeito delas. Nesse encontro, ele disse: "Lowen não tem a mente aberta". É verdade, confessei perante o grupo. Mantenho a mente fechada para idéias irracionais que permeiam a cultura, mas a deixo aberta quando algo soa e parece verdadeiro. Na qualidade de homem livre, como Bertrand Russell, reivindico o direito de abrir e fechar minha cabeça conforme me parecer melhor, não conforme os outros esperam ou exigem.

Não demorou muito, depois dessa discussão, para separarmos nossos consultórios, o que foi precipitado pela perda do contrato de uso do imóvel na Park Avenue, 71. Eu dera licença para que outro terapeuta usasse minha sala, nas noites em que estivesse vaga. Pois, certa feita, ele e um de seus pacientes se engalfinharam até cair no chão. O apartamento imediatamente abaixo do nosso era alugado por uma agente literária que, naquela noite, estava no meio de um jantar especial. O impacto da queda dos dois fizera o candelabro da moça balançar perigosamente, bem acima da mesa. Não podíamos mais continuar lá.

Nessa época, nos dias que passava em Connecticut, eu liberava minha sala para o terapeuta Robert Zimmerman. Conhecera esse médico interessado em psicologia num de meus *workshops* na Califórnia e o convidei a vir para Nova York. O uso de meu escritório deveria ser apenas temporário, até que ele encontrasse uma sala para si – mas não era fácil achar esse espaço.

Encontrei um conjunto comercial no piso térreo da rua 36 Leste, em cima da sala da caldeira do prédio e sem vizinhos de lado. Parecia um bom lugar; seria confortável trabalhar ali. Uma das salas serviria para os atendimentos e ali mesmo eu poderia pernoitar, quando necessário. O Instituto de Análise Bioenergética ficaria instalado na outra sala, mais ampla. Ocupei esse imóvel por mais de 25 anos, e ele realmente se mostrou ideal. Pierrakos e Zimmerman montaram seus consultórios na Park Avenue e na rua 57.

Em relação a pensamentos e sentimentos, John Pierrakos seguiu cada vez mais numa linha diversa da minha. Eva comprou um terreno na região montanhosa de Catskill, e eles então se dedicaram a transformar o local numa colônia para seus seguidores, que eram incentivados a adquirir lotes e construir casas na propriedade. Eva, considerada suma sacerdotisa, fazia sessões espíritas regularmente. Como essa iniciativa foi se tornando financeiramente cada vez mais próspera, eles compraram o edifício de uma antiga escola, agora desocupada, que serviria de base de trabalho em Nova York. Durante esse período, não mantive contato com John e, até onde sei, as pessoas da comunidade bioenergética também não.

Minha amizade com Pierrakos e nossos esforços de cooperação para promover a terapia bioenergética tinham sido cultivados por quase vinte anos, e nos despedimos amigavelmente. Em 1996, os membros do instituto ofereceram-me uma festa surpresa, organizada por Ed Svasta e Fran La Prad, que foi minha secretária por muito tempo. John foi à festa e nos cumprimentamos com amor (ver Parte 2 – Fotos de minha vida). Quando Pierrakos morreu, em 2001, fiz um longo discurso em seu funeral.

11

Desenvolvimento do Instituto de Análise Bioenergética e experiências no Instituto Esalen

Percebi que precisava criar um instituto baseado em conceitos corpo–mente e escolhi para esse empreendimento o nome de Instituto Bioenergético. Acreditava que seria melhor montar uma organização educacional, sem fins lucrativos. Embora nessa altura fosse pequeno o número de nossos seguidores, eu sabia que, se mantivesse reuniões regulares para difundir nossas idéias, a nova instituição terminaria por atrair mais profissionais.

Criei um logotipo para representar o conceito essencial do instituto: um ovo abrangendo duas forças opostas que interagem, integram-se e se fundem até formar uma nova entidade. Na representação de seu Orgone Institute, Reich usara um diagrama dialético entre tese e antítese. Apesar de também conter duas forças, meu diagrama é delimitado, de acordo com minha visão mais organísmica e ligada à Terra, enquanto o de Reich é aberto, correspondente à sua visão cósmica. As duas forças no logotipo da bioenergética podem representar as energias do Sol e da Terra, que interagem para criar a vida em nosso planeta. Essas forças podem igualmente ser vistas como fogo e água, ambos elementos necessários à vida. As forças antitéticas também podem representar o macho e a fêmea, ou *yin* e *yang*. Desse modo, os trabalhos analítico e físico da análise bioenergé-

100 | Alexander Lowen

tica interagem continuamente, ajudando o paciente a aumentar seu entendimento do que se passa em seu corpo.

Entre os primeiros integrantes do grupo mantido por mim e Pierrakos, estavam William Walling, colega de John da faculdade de medicina, que também fizera residência em psiquiatria no Downstate Medical Center, e Robert Kronemeyer, psicólogo familiarizado com as idéias de Reich.

Meu primeiro livro, *O corpo em terapia: a abordagem bioenergética*, publicado em 1958, chamava atenção para o problema corpo–mente. Embora tivesse recebido uma crítica negativa de um periódico psicanalítico, houve também um artigo positivo, publicado no *The Journal of the American Osteopathy Association*. Nele, o crítico escreveu: "O que aparece é o claro e surpreendente relacionamento do funcionamento da personalidade com os padrões da movimentação corporal e da tensão muscular, e a descrição clássica da pessoa perturbada, em suas muitas aparências físicas". Uma análise publicada num jornal de quiropraxia foi igualmente positiva.

Aceitei o convite de um psiquiatra do Instituto Nacional de Saúde Mental para fazer uma apresentação do livro para os funcionários. Acompanhado do dr. Pierrakos e do dr. William Walling, viajei até Washington. Em minha palestra sobre corpo e personalidade, assinalei que as doenças físicas podem ser relacionadas com distúrbios da personalidade – trata-se de um conceito central na medicina psicossomática. No entanto, expliquei, sem base nas funções corporais, essa ligação fica excessivamente psicológica. A platéia se mostrou receptiva às minhas palavras, mas solicitou uma demonstração. Meus colegas e eu deveríamos oferecer um diagnóstico, apenas olhando para o corpo de uma pessoa. Não saberíamos nada de seu histórico e não poderíamos formular perguntas.

Pierrakos, Walling e eu fomos colocados em salas separadas e, um após o outro, fomos chamados para examinar o mesmo paciente. Constatei que aquele indivíduo apresentava uma acentuada separação entre as metades superior e inferior do corpo, característica do corpo esquizóide. Um dos indicadores dessa cisão é uma contração muscular em torno da cintura, que bloqueia o fluxo da excitação, oriunda da metade superior do corpo, em direção à metade inferior. Em muitos casos, uma tensão similar no pescoço indica separação entre a cabeça e o corpo. Todos nós fizemos o mesmo diagnóstico, mas nem assim os médicos do instituto ficaram empolgados. Quando expliquei a base de nosso diagnóstico, disseram-me que faltava realizar uma pesquisa que comprovasse a validade de minhas alegações. Eu não tinha qualquer interesse em realizar um estudo científico.

O corpo em terapia abriu, de fato, algumas vias para a difusão das idéias bioenergéticas. Anos após sua publicação, Michael Murphy me convidou a ministrar um *workshop* de bioenergética no Esalen, instituto que se tornara o centro do Movimento pelo Potencial Humano que se alastrava pelo país. Esse movimento caracterizava-se por seus terapêuticos "grupos de encontro". Sob a orientação de um líder, e com a ajuda de diversos exercícios, os membros eram encorajados a se abrir, a sentir e a expressar todas as suas emoções. O líder orientava os participantes a se livrar de suas inibições e a se proteger de ataques. Nunca participei de um grupo de encontro, por isso não posso descrever plenamente a interação entre seus membros. Organizei sessões de terapia em grupo para meus pacientes, mas a interação dos participantes nessas situações se limitava a observações sobre como cada pessoa lidava com a própria vida.

Esalen fora originalmente montado para introduzir disciplinas indianas e orientais na cultura ocidental. Ali, realizavam-se aulas regulares de meditação e tai chi. Na época em que me convidaram, a figura dominante era Fritz Perls, fundador da Gestalt-terapia, que vivia em Esalen. Perls realizava sessões de terapia em grupo, das quais participavam os residentes em processo de formação para se tornar líderes de grupo e os visitantes que permaneciam nos programas mais longos.

Leslie me acompanhou na primeira viagem a Esalen, em Big Sur, na Califórnia, cerca de 120 quilômetros ao sul de São Francisco. A

Pacific Coast Highway, também chamada de Caminho Real, percorre esse trecho da costa num trajeto sempre próximo ao mar. No lado da terra, a estrada fora escavada na encosta das Sierra Mountains, que chegam até a costa. Essa rodovia sinuosa oferecia o tempo todo uma visão panorâmica sensacional do oceano e da rebentação. Situado numa faixa de terra entre a estrada e o mar, o instituto Esalen tinha sido um hotel antes de Michael Murphy e seu irmão receberem o terreno de sua avó. Os irmãos desenvolveram então o primeiro e mais famoso centro de crescimento pessoal dos Estados Unidos.

Esalen contava com piscinas minerais de água quente abastecidas naturalmente pelas nascentes que desciam das montanhas ao redor. A temperatura dessas fontes era tão alta que precisava ser muito resfriada para que as pessoas pudessem se banhar. Tais nascentes haviam sido usadas pelos índios, antes da construção do hotel. As acomodações em Esalen constituíam-se em pequenos chalés para três ou quatro pessoas. Uma grande construção abrigava um depósito, com amplas salas para trabalhos de grupo, onde eram servidas as refeições. Uma construção menor tinha pequenas salas de encontro e dormitórios. Ao lado do prédio maior, havia uma piscina e pátios, nos quais as pessoas se sentavam a fim de contemplar o oceano. Nessa época, Esalen podia acomodar cerca de 150 pessoas, além de uma equipe de 20 funcionários.

Os banhos aconteciam dentro de uma construção em pedra, numa área em que só se podia chegar a pé. Os participantes ficavam ali, despidos, nos amplos tanques, sem distinção de sexo. À noite, todos se encontravam nos banhos, antes ou depois do jantar, para relaxar na água quente com uma taça de vinho. Em minha primeira visita, notei o propagado uso de drogas em Esalen. A maconha era a mais popular, mas outras, mais pesadas, também eram consumidas. Nos anos seguintes, contudo, percebi que o uso de drogas havia diminuído.

Meu primeiro *workshop* durou um fim de semana. Na segunda-feira, Leslie e eu iríamos embora. Nesse dia, levantamo-nos cedo e descemos até os banhos para um mergulho matutino. Sentados na água, contemplando o oceano Pacífico, vimos várias baleias nadando a caminho do México – uma visão verdadeiramente espetacular. Ao sair de Esalen, pegamos o Caminho Real rumo ao sul, na direção de Los Angeles. Esse trecho nos fez passar pela casa do famoso William Randolph Hearst, fundador da revista *Time*. Uma propriedade fabulosa tanto por dentro quanto por fora, localizada num promontório sobre o Pacífico, rodeada por floreiras maravilhosas. Uma de suas atrações era uma piscina interna, de mármore italiano, construída no estilo dos antigos banhos romanos.

No caminho de Los Angeles, demos carona a dois rapazes, a quem também emprestamos US$ 20 – que foram devolvidos mais tarde. Em Los Angeles, visitamos um amigo de Nova York, um psicanalista que desenvolvera interesse pela bioenergética depois de ler *O corpo em terapia*. Estava morando num apartamento em Malibu, num edifício erguido sobre a areia. Na noite em que pernoitamos em sua casa, ficamos ouvindo as ondas quebrarem sob a casa, uma experiência deliciosa que me lembrava os verões passados na praia de Rockaway.

O instituto crescia à medida que mais profissionais, analistas e psiquiatras se interessavam por nosso trabalho. Destacava-se entre eles o dr. Jack McIntyre, psicanalista de Detroit, Michigan, que se sentira atraído pelo foco no corpo. Pierrakos e eu realizamos então um *workshop* com os pacientes de Jack em Detroit. A partir daí, sua esposa, Betsy, juntou-se a John e a mim em nossas visitas subseqüentes a Esalen, sempre em março, durante cinco ou seis anos. Promovemos vários *workshops* nos novos centros Esalen de crescimento, em São Francisco e no Rancho Santa Fé, ao norte de San Diego.

Os *workshops* de bioenergética eram disputados, e as vagas sempre se esgotavam. Por meio dessas atividades, levamos a análise bioenergética ao conhecimento dos profissionais da costa oeste dos Estados Unidos. Entre eles, cito Renato Monaco, um psiquiatra que viria a dirigir um centro de bioenergética em Newport Beach. Robert Hilton e Jim Miller também se envolveram com a bioenergética, após participar de um de meus *workshops* com Pierrakos, em Esalen. Bennett Shapiro foi outro que passou a integrar nosso grupo e que também se tornou um instrutor internacional de bioenergética. Os eventos em Esalen assemelhavam-se aos trabalhos menores que eu fazia no consultório em Nova York. Ali, os grupos tinham de 6 a 10 pessoas; em Esalen, de 15 a 25. Em função dos exercícios físicos envolvidos, e do corpo como foco central, os participantes dos *workshops* de bioenergética vestiam shorts ou roupas de ginástica. O trabalho começava com os participantes sentados em círculo ou quadrado, comigo de frente para eles. Cada um se apresentava, dizendo qual era sua experiência profissional e o que sabia de bioenergética. Em seguida, eu explicava rapidamente como aquele *workshop* transcorreria. Um voluntário era solicitado a me encontrar no centro da roda para que eu pudesse analisar seu corpo e indicar ao grupo pontos de tensão e padrões corporais. Também pedia a essa pessoa que contasse alguma coisa de sua infância e histórico familiar, de sua situação atual e de quaisquer problemas físicos ou emocionais que quisesse mencionar. Sempre tentava fazê-la ver ou entender a maneira como seus problemas se relacionavam com o padrão das tensões físicas de seu corpo.

Os exercícios básicos envolviam movimentos de extensão, a exemplo de inclinar-se para a frente com os pés afastados e os punhos apoiados nas costas; de *grounding*, inclinando o corpo para a frente e tocando o chão com as pontas dos dedos; de manifestar a raiva, sacudindo os punhos; de, deitado no colchonete, chutar usando a voz para expressar uma palavra de protesto ("Por quê?" ou "Não!"); entre outros. Como a respiração é uma função corporal essencial, eu fazia os participantes se deitarem sobre a banqueta de bioenergética e respirar normalmente, para poder avaliar a plenitude e a profundidade de sua respiração. Todos os problemas emocionais estão ligados a uma restrição inconsciente da respiração. Quando a pessoa se deita de costas sobre a banqueta, é possível observar a onda da respiração, na inspiração e na expiração.

Havia ainda o exercício grupal, em que todos se deitavam de costas no chão ou sobre um colchonete, com os joelhos dobrados e os braços para o alto, em direção ao teto, chamando "mamãe" ou "papai". Esse exercício sempre levava as pessoas a chorar e soluçar, pois praticamente todos tinham sofrido alguma espécie de carência na infância. Depois desses exercícios, cada participante contava ao grupo como se sentira no processo. Esse é um esboço geral dos primeiros *workshops* que, ao longo dos anos, fui modificando para que se tornassem mais eficientes em ajudar pessoas a entrar em contato com seu corpo e seus sentimentos.

Um aspecto notável do *workshop* de bioenergética é a sensação de afinidade que depois une os participantes. Pessoas que antes não se conheciam começam a se sentir amigas e a viver a sensação de compartilhar uma experiência significativa. Atribuíamos esse sentimento ao fato de que todos temos em comum a mesma coisa: o corpo. Todos os corpos são semelhantes, todos podem ter sensações de prazer e dor, tristeza e alegria, anseios e satisfações. Todos passamos por problemas parecidos, pois todos pertencemos à mesma cultura. Todos esperamos desfrutar da alegria que é capaz de dar à vida um significado mais rico. As atividades corporais dos *workshops* aumentaram o nível de energia de quase todos os participantes, fazendo que se sentissem mais vivos. Sem ser um substituto para a terapia – que é um processo contínuo –, o *workshop* de bioenergética pode contar com a participação tanto de terapeutas quanto de iniciantes.

Ao longo desse período, o crescimento do Instituto de Análise Bioenergética precisou encontrar mais espaço para *workshops* e aulas. Alugamos um *loft* na rua 40 Leste, onde havia duas salas para atendimento e um local maior para aulas de exercícios e *workshops*. Embora não fossem orientadas para fins terapêuticos, as aulas de exercícios ajudavam os participantes a sentir e liberar tensões crônicas no corpo. O instituto manteve esse programa no mesmo endereço por seis anos, até que um novo morador se mudou para o apartamen-

106 | Alexander Lowen

to abaixo do nosso espaço e fez objeções aos exercícios fortes que faziam o chão tremer. Leslie, uma das instrutoras dos exercícios no *loft*, também dava aulas de exercícios de bioenergética em nossa casa, atividade que iniciara em 1973. Hoje, existem aulas de exercícios de bioenergética em Nova York e em vários outros centros nos Estados Unidos e em outros países.

Em 1976, promovemos um congresso internacional em Waterville Valley, New Hampshire, a fim de transformar o instituto numa organização internacional (a ser gerida por um conselho de mantenedores, formado por integrantes do grupo de instrutores internacionais). Eu seria o diretor-executivo e o dr. John Bellis, de New Haven, Connecticut, o diretor de um comitê executivo incumbido de supervisionar o funcionamento do instituto. Então, consultando alguns comitês, redigimos cláusulas que ditariam a eleição de mantenedores e demais membros do comitê executivo do instituto, na qualidade de organismo internacional. Nessa conferência, vários indivíduos foram reconhecidos como instrutores de análise bioenergética, com base no fato de terem realizado alguma espécie de instrução organizada em grupo, em diferentes partes dos Estados Unidos. Bellis, presidente dessa reunião, fizera algumas sessões de terapia comigo alguns anos antes, mas havia se associado a Pierrakos na época em que este ainda era meu parceiro na análise bioenergética. Quando Pierrakos deixou a bioenergética, Bellis prosseguiu como membro ativo do instituto e desenvolveu um grupo próprio de interessados, na região de New Haven. Em 1977, na oficialização do estatuto, John Bellis foi nomeado diretor-adjunto e eu, conforme previsto, designado diretor-executivo. Nessa posição, Bellis poderia dividir comigo uma parte do peso de administrar uma organização em fase de expansão.

A primeira atitude de Bellis, no papel de diretor-adjunto, foi enviar uma longa carta a todos os membros, pedindo que escrevessem para dar idéias e dizer como o novo instituto os serviria melhor. Pode parecer inócuo, mas eu fiquei muito aborrecido com aquela carta, furioso mesmo. Era visível que o foco do instituto se modificaria, deixando de lado o crescimento e o desenvolvimento de nossa forma de compreender a análise bioenergética, tanto na prática quanto na teoria, para se tornar uma organização em larga escala, destinada a atender os interesses e as necessidades de seus membros. E as pessoas se interessavam basicamente por alguma espécie de benefício pessoal, tais como aumento do prestígio ou poder, além das compensações financeiras que teriam como professores e supervisores.

Acredito que meu interesse pela bioenergética se originava de um sentimento mais profundo do que o de meus associados. Eu era a única pessoa, na bioenergética, que tivera um contato íntimo com Reich – e penso que deva ter absorvido parte daquele sentimento messiânico que o caracterizava. Reich acreditava fortemente que tinha a missão de salvar as pessoas, dotando-as de um entendimento mais profundo da vida e das forças naturais que a controlam. Estou seguro de que Freud experimentara o mesmo sentimento em relação ao desenvolvimento da psicanálise, além de considerações mais pessoais.

Há muito tempo acredito que o papel do terapeuta está de alguma forma relacionado a uma necessidade profunda, consciente ou inconsciente, de salvar a própria mãe – necessidade que vem da percepção que a criança tem da dor ou do sofrimento de sua genitora. No meu caso, isso parece verdade. Sempre tive consciência de que minha mãe sofria de um profundo sentimento de humilhação, oriundo em parte da falta de dinheiro, mas, em grande medida, de uma perda de sua elegância e atratividade naturais. Era uma mulher de baixa estatura, com pernas levemente arqueadas, que, todavia, mantinha-se numa postura sempre rigidamente ereta. Quando criança, eu percebia sua dor, embora me recusasse a carregar seu fardo. Entretanto, não conseguia fechar meus olhos para aquele sofrimento. Essa sensibilidade à dor de outra pessoa está na base da dedicação do terapeuta ao trabalho.

Embora tivesse muitos sentimentos semelhantes aos de Reich, eu não era um revolucionário como ele, por mais que desejasse mudar muitas coisas nesta cultura. O fato de eu ter fundado o Instituto de Análise Bioenergética fora motivado pela esperança sincera de ajudar a minorar o sofrimento das pessoas. Mas também foi instigado por minhas necessidades pessoais narcisistas. Graças ao instituto, pude satisfazer meu expresso desejo de ser famoso. Sou capaz de dizer honestamente que não estava buscando poder, contudo o poder é inerente a todas as organizações. Depois da carta enviada por Bellis, uma crise se instalou. Anunciei então que estava renunciando ao instituto. Para alguns instrutores, essa notícia foi um choque. Jack McIntyre veio me dizer que eu não podia fazer aquilo, que o instituto precisava de mim. Pediu-me que reconsiderasse. Reconsiderei, e por fim resolvi continuar no cargo de diretor-executivo, com uma diretoria que eu mesmo nomearia. John Bellis renunciou ao cargo de diretor-adjunto. Escolhi Ed Svasta para cuidar das relações com os instrutores internacionais e suas sociedades. Com a aprovação dos instrutores internacionais, a nova diretoria estipulou as exigências para obtenção do certificado de terapeuta bioenergético, que consistiam em participar de um programa de treinamento com quatro anos de duração, sob a supervisão de dois instrutores internacionais. Além disso, cada candidato deveria fazer cem horas de terapia com um terapeuta bioenergético reconhecido, além de quarenta a sessenta horas de supervisão com um instrutor aprovado.

Embora parecesse bom no papel, na prática o programa se mostrou inadequado. Poucos instrutores internacionais tinham uma carga horária suficiente de trabalho comigo, e este não estava suficientemente enraizado no trabalho corporal bioenergético. Por conta disso, eles dependiam, como terapeutas e como professores, mais de discussões e análise do que eu gostava, realizando pouco trabalho corporal e comprometendo o entendimento, pelos treinandos, desse ponto fundamental da bioenergética. Em certa ocasião, reunido com um grupo de treinamento na Suíça, constatei que minha demonstração de técnicas corporais não empolgara ninguém. No começo, tinham se animado com a apresentação do trabalho bioenergético. No entanto, aquela primeira sessão comigo fora seguida por um programa de treinamento com outro instrutor, que dava bastante ênfase ao trabalho psicanalítico, ou seja, à discussão de sentimentos que, depois, eram relacionados às experiências vividas pela pessoa no início de sua infância. Talvez essa abordagem tivesse ajudado aquele grupo a entender melhor sua infância, porém fez muito pouco para ajudar aqueles treinandos a compreender seu corpo ou seu comportamento atual.

Eu criara a abordagem bioenergética com base na proposta de que a pessoa é seu corpo e que uma mudança na personalidade deve ser manifestada por uma mudança correspondente no funcionamento corporal. Especificamente, o padrão de respiração do paciente deve mudar: a respiração deve ficar mais profunda e mais solta. Os movimentos devem ser mais espontâneos, refletindo-se nos movimentos corporais involuntários, de tremores a vibrações, e, finalmente, no movimento espontâneo da pelve, com o reflexo do orgasmo. Qualquer pessoa que trabalha com o corpo precisaria saber que sua função mais importante é a respiração, responsável pelo oxigênio necessário ao processo vital.

Tive a sorte de, na primeira sessão com Reich, ele ter sido capaz de neutralizar meu padrão retentivo de respiração e me causar um choque, fazendo-me constatar que, inconscientemente, eu estava bloqueando uma experiência traumática de infância. Experimentei a mesma técnica com um aluno de medicina amigo meu e ele quase morreu de susto. A bioenergética é uma técnica poderosa, e é preciso saber usá-la corretamente para evitar que o paciente fique assustado ou traumatizado. Ainda assim, trata-se de um processo relativamente seguro, caso o paciente faça os exercícios por conta própria, uma vez que inconscientemente ele evitará forçar o trabalho até o ponto de sofrer um abalo sério. Por essa mesma razão, as pessoas que seguem um programa de exercícios em bioenergética não são forçadas até o ponto de uma ruptura ou crise radical.

O Instituto Internacional e eu sobrevivemos à crise de 1976, e o interesse pela bioenergética se manteve no mundo todo.

Convido agora os leitores a ver algumas fotos de minha vida. Em seguida, comentarei os livros que escrevi.

Parte 2

Fotos de minha vida

Eu ainda era um bebê e minha cabeça já fazia força para se destacar do corpo. As fotos a seguir representam lembranças queridas de minha vida e de algumas épocas específicas. Elas ajudam a contar minha história.

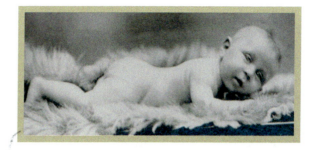

Foto de Al bebê

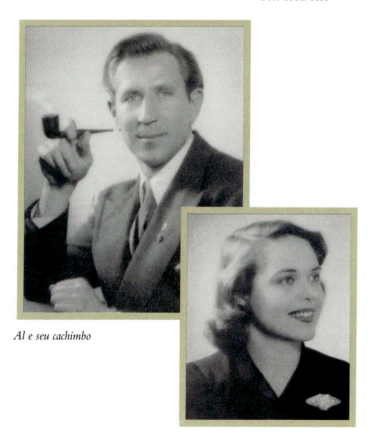

Al e seu cachimbo

Leslie Lowen

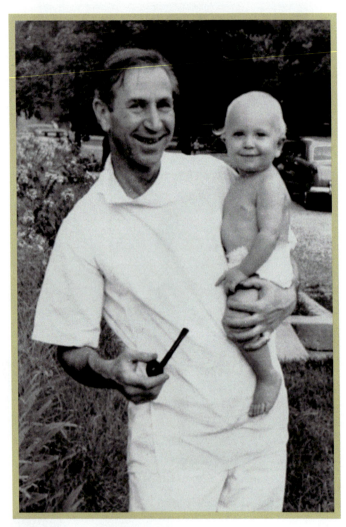

Al e Fred

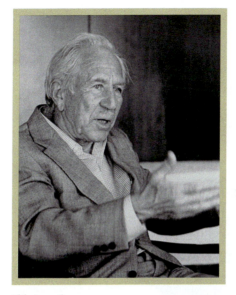

Al lecionando

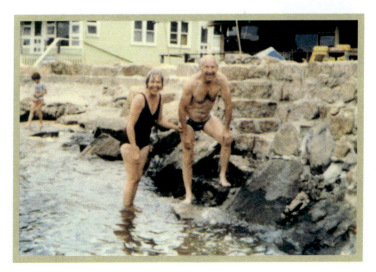

Al e Leslie em Guilford

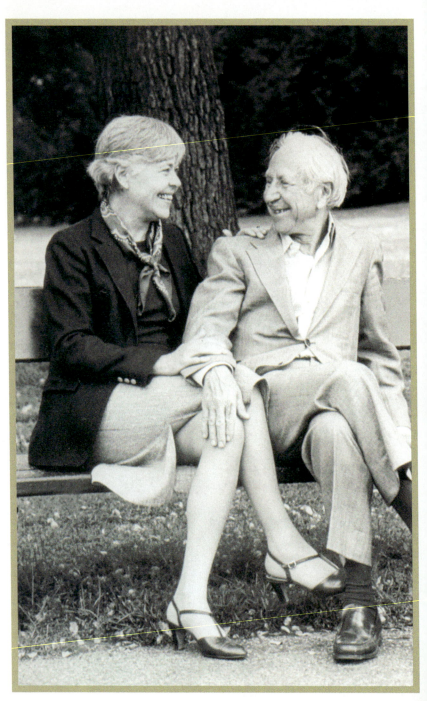

Al e Leslie

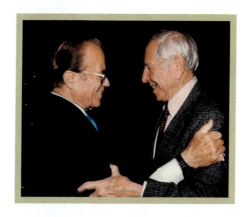

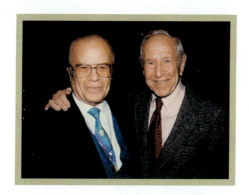

Al e John Pierrakos, 1996

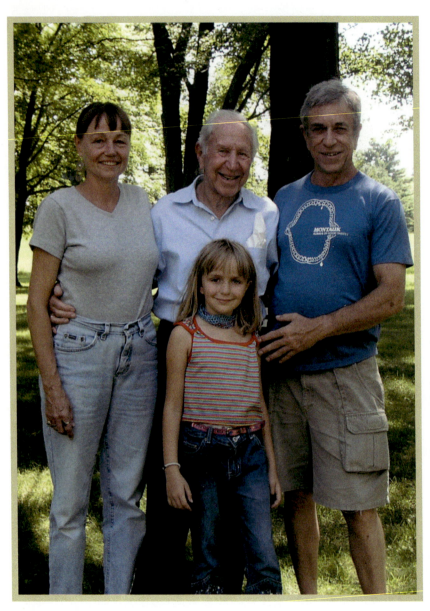
Al, Fred, Cheryl (esposa de Fred) e Sonia, neta de Al

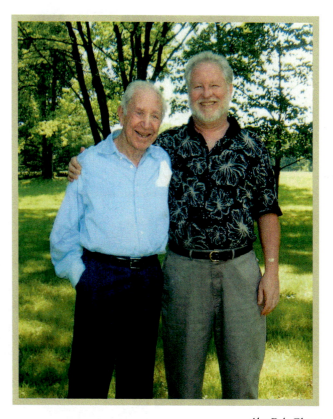

Al e Bob Glazer

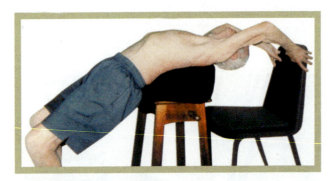

Al usando a banqueta, aos 92 anos

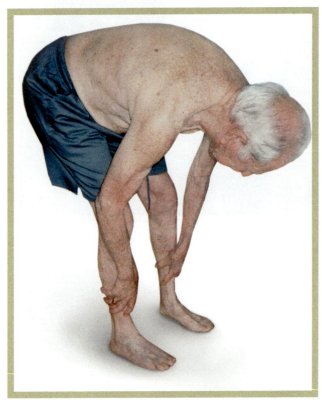

Al praticando "ligar os pés à terra", aos 92 anos

Parte 3

Reflexões sobre meus livros
e seu desenvolvimento

Cada um de meus livros representa um desenvolvimento de minhas idéias sobre a bioenergética e as experiências que acumulo com os pacientes. Para mim, escrever sempre foi fácil porque eu queria dizer alguma coisa. Escrever sempre foi uma experiência que me deu prazer.

12
Meus livros

1958-1970
O CORPO EM TERAPIA: A ABORDAGEM BIOENERGÉTICA

E mpolguei-me com *O corpo em terapia*, publicado originalmente em 1958 com o título *Physical dynamics of character structure*, porque se baseava nos aspectos físicos da pessoa. Valendo-me de alguns importantes conceitos do livro *Análise do caráter*, de Reich, eu discutia a integração dos aspectos físicos do caráter aos parâmetros psicológicos do comportamento. Os tipos de caráter eram correlacionados com características físicas – por exemplo, aspectos como pés pequenos, queixo contraído e ombros largos eram inter-relacionados com o comportamento.

A análise do caráter é a chave para a compreensão do comportamento de um paciente, e a linguagem do corpo é a chave para a compreensão de seu caráter. Na década de 1920, Reich desenvolveu a técnica da análise do caráter como forma de evitar a confusão que decorria da técnica terapêutica da associação livre. Seu livro *Análise do caráter* teve contribuição significativa para o treinamento psicanalítico, ao proporcionar um modo inteiramente novo de compreender o paciente, recorrendo a um método centrado no comportamento da pessoa durante a sessão de análise. Como o comportamento é um

124 | Alexander Lowen

processo físico, a mim parecia que o próximo desenvolvimento lógico da análise seria estudar o corpo do paciente para compreender seu comportamento.

Já no início da atividade clínica, comecei a examinar a respiração e as expressões corporais dos pacientes, constatando que cada traço de personalidade se refletia no corpo. Nossa linguagem é repleta de descrições de atitudes corporais, que equivalem a traços de personalidade. Falamos de pessoas "cabeça-dura" para denotar que são teimosas ou obstinadas. Falamos que a pessoa acovardada "amarela" diante de situações de pressão – e houve uma vez, durante uma sessão, em que ajudei um homem que se curvara para a frente porque precisava vomitar e, com surpresa, observei um risco amarelo que subia de seu umbigo até o alto do abdome. Eu sabia que ele era um sujeito assustado, mas nunca havia visto essa espécie de manifestação corporal. Ossos e músculos também desempenham papel importante em nossa descrição de traços de personalidade. Falar, figurativamente, que alguém "não tem fibra", quer dizer que essa pessoa não consegue enfrentar as pressões da vida, mas a expressão também tem sentido literal: se não há energia ou vitalidade nos ossos e músculos, a pessoa não é capaz de fazer frente a uma força agressiva. Em sentido caracterológico, algumas pessoas não têm os pés no chão quando estão em pé. Não estão enraizadas na realidade e vivem, essencialmente, num mundo de fantasia e imaginação. Dizer que alguém "não anda com as próprias pernas" não é uma descrição literal, mas sim psicológica, que se refere a um traço de dependência da personalidade. Andar com as próprias pernas é ser independente, é dar sinal de maturidade. A incapacidade para andar indica que houve problemas nos primeiros estágios do desenvolvimento. Essa pessoa nunca contou com o pleno apoio emocional que oferece à criança a sensação de segurança. Ela não foi carregada no colo por tempo suficiente para ter a sensação de que sua mãe (ou a Mãe Terra) lhe daria guarida. Sem essa segurança essencial, a criança fica tensa, enrijece as pernas (para se manter em pé) e passa a ter dificuldade para andar. Com isso, cria tensões musculares crônicas nas pernas, que também bloqueiam o fluxo das sensações nos membros inferiores. Estes se tornam como pernas de mesa ou de cadeira, capazes de segurar a estrutura em pé, mas desprovidas de sensações.

Vejamos agora aquele indivíduo que está sempre sorrindo para informar implicitamente que é alguém "legal, superamistoso, cordato". Quando assinalei para um paciente que ele ostentava um sorriso fixo, ele disse: "Sou um sujeito feliz e meus amigos dizem que sou um homem muito feliz". (O que era imediatamente muito suspeito. Por que, então, um homem tão feliz precisava de um psiquiatra?) Sabemos que o sorriso fixo, com os dentes à mostra, como na caricatura do palhaço de circo, é um disfarce para o sentimento oposto. O sorriso fixo é criado pelo tensionamento dos músculos eretores em torno do nariz. Ao tensionar esses músculos, os lábios sobem e criam uma careta que lembra o sorriso. Coloquei o paciente em pé, diante de um espelho, enquanto pressionava os cantos de seu nariz com as pontas dos meus dedos. Essa pressão o impedia de levantar os lábios, e ele não conseguia sorrir. Aquele homem não era capaz de reconhecer a expressão de tristeza em seu rosto e insistia em dizer que era feliz. Aquele homem, um bem-sucedido empresário, mostrou-se grato quando pude ajudá-lo a resolver um problema que envolvia uma mulher − mas continuou a usar a máscara quando a terapia terminou.

O maxilar tenso, lançado para a frente, é uma expressão de determinação e agressão, e o maxilar trancado, retraído, denota a atitude oposta: passividade. Um maxilar cronicamente tenso também denota a resistência da pessoa a chorar. Antes que o paciente possa se entregar à tristeza e verter lágrimas, o maxilar tem de se soltar, como aconteceu comigo em 1953, na sessão com Pierrakos. Foi preciso que ele aplicasse uma pressão muito forte, com os punhos, sobre os músculos do maxilar, antes que essa região cedesse o suficiente para me permitir chorar do fundo do coração.

Ser capaz de ver e compreender as expressões corporais é o que constitui a bioenergética. Mas ela é mais do que ver padrões específicos de tensão ou compreender os traços de personalidade que eles manifestam. Da mesma forma como o todo é mais do que a soma das partes, o indivíduo é mais do que seus traços de personalidade. Essa dimensão maior é chamada *caráter* e descreve um padrão total de comportamento – como quando dizemos que alguém tem "bom caráter" ou o contrário. *Personalidade* refere-se ao efeito dinâmico de uma pessoa sobre os outros. O caráter de uma pessoa – note a diferença para os traços de personalidade, que são aspectos de seu caráter – é sua qualidade distintiva, que a destaca de todos. Embora às vezes esse termo seja usado para descrever a personalidade, as duas palavras se referem a aspectos diferentes. Falamos de personalidades "fortes" ou "fracas". Uma personalidade forte geralmente se refere a uma pessoa com muita energia, o que se costuma presumir que seja uma qualidade herdada. Mas se, na infância, a pessoa foi sufocada, humilhada ou espancada, essas experiências exercerão um efeito negativo, tanto em sua personalidade quanto em seu caráter. Com isso, não podemos separar plena ou nitidamente o caráter – ou seja, os comportamentos – da personalidade. No entanto, para compreender nossos pacientes, devemos avaliar ambos os aspectos do indivíduo: a qualidade e o significado de suas condutas e o nível de sua energia.

Em *O corpo em terapia*, tentei classificar os diferentes padrões neuróticos de comportamento em tipos de caráter, a fim de poder compreender e modificar, se possível, esses padrões de comportamento. Desenvolvi as classificações baseando-me nos processos de desenvolvimento do indivíduo, da infância até a maturidade. O estágio inicial foi chamado de *oral*, para indicar que o aspecto dominante dessa etapa é a nutrição física e emocional. Em minha opinião, estende-se pelos três primeiros anos de vida. Nas sociedades primitivas, que estão mais próximas do padrão natural da vida e da criação de crianças, o aleitamento materno segue até os 3 anos ou mais. Na cultura indígena americana, o bebê é carregado num cesto, nas costas da mãe, pelo menos por todo esse tempo. No Japão e México há costumes similares. Na época em que a criança é colocada em contato contínuo com o chão, suas pernas já estão desenvolvidas o suficiente para lhe dar uma sensação consistente de segurança, garantindo que são capazes de sustentá-la em pé. Ao mesmo tempo, o prolongado período de amamentação dá ao bebê o sentimento seguro de que sua mãe está disponível para cuidar dele, continuamente. Na fase adulta, esses indivíduos não exibem sentimentos de carência ou privação emocional. São capazes de se sustentar sobre as próprias pernas. Têm um corpo repleto de energia, pleno de si, e não sentem o que se conhece por vazio interior, queixa tão freqüente hoje em dia.

Um segundo tipo de caráter é a *estrutura masoquista*. O masoquismo denota uma propensão inata para sofrer. Originalmente, a designação foi usada para descrever pacientes que precisavam de fantasias (ou experiências reais) de maus-tratos físicos para excitar o desejo sexual. Há graus variáveis de manifestação desse distúrbio, variando do espancamento à tortura. Porém, como tipo de caráter, o masoquismo se refere a um padrão de comportamento em que a pessoa busca situações nas quais será humilhada, denegrida ou fisicamente agredida. Seja qual for a situação, os maus-tratos ou humilhações têm conotação sexual. Em termos caracterológicos, o masoquista é aquele indivíduo submisso. Em seu estudo do masoquismo, Reich demonstrara que a submissão se originava de um temor da castração. Era como se o sujeito dissesse: "Não me castre. Vou ser bom e submisso". Acreditava-se que essa estrutura de caráter surgia entre os 2 e os 4 anos, nos casos familiares em que a questão edipiana fosse intensa.

Quando a criança chega à idade de 3 ou 4 anos, começa a se envolver na situação edipiana, quer dizer, torna-se sexualmente envolvida com o genitor do sexo oposto e entra em conflito com o do mesmo sexo. No caso das meninas, essa situação geralmente leva ao desenvolvimento do *caráter histérico*. No dos meninos, a mesma situação leva ao desenvolvimento do que chamei de estrutura de caráter *fálico-narcisista*. Esses padrões básicos de personalidade contêm tanto um comportamento sexualmente sedutor quanto o medo de uma excitação forte, o que resulta numa incapacidade para se entregar plenamente à excitação sexual. Essas estruturas de caráter são em geral os tipos mais fortes e sadios, dependendo da intensidade do problema edipiano.

Um outro tipo comum de caráter é a personalidade *esquizóide*, que denota uma forte propensão à cisão. A cisão essencial é entre o ego e o corpo. Se a cisão chega ao ponto de a pessoa não sentir o próprio corpo, poderíamos descrever o caráter dessa pessoa como *esquizofrênico*, e seu problema como *despersonalização*. Como é que uma pessoa pode perder a sensação do próprio corpo? Para compreender esse distúrbio, devemos lembrar que *sentir* é a percepção de um movimento interno. Esse movimento envia um sinal, por meio dos nervos proprioceptivos, até o cérebro, onde ocorre a percepção. Mortos não têm sensações porque cadáveres não têm movimentos espontâneos.

Sentir, perceber e tomar consciência, contudo, não são apenas funções mecânicas. Os nervos não são fios de metal. A informação que transmitem vem na forma de ondas pulsáteis. Estas podem atravessar a água, mas as ondas elétricas não. Se a água congela, as ondas não podem atravessá-la. Quando o protoplasma congela, cessa toda movimentação. A tensão muscular crônica é um estado de congelamento do tecido muscular. Alguma medida de atividade pulsátil deve continuar existindo no músculo contraído, para mantê-lo vivo; porém, talvez ele não esteja vivo o suficiente para transmitir ondas de excitação. Na personalidade esquizóide, há grandes áreas de severa tensão muscular bloqueando o fluxo da excitação ou reduzindo-o a um nível que se situa aquém do limiar da percepção. Uma área crítica é o pescoço, por onde passam os nervos que vão e vêm do tecido cerebral. Uma tensão muscular crônica nos músculos do pescoço interfere no fluxo da excitação e perturba ou bloqueia a percepção.

A perda de sensação no corpo pode ser localizada ou generalizada, dependendo do ponto em que incide a tensão muscular e sua intensidade. Ao estudar o corpo de uma pessoa esquizóide, podemos constatar os bloqueios ao fluxo da excitação. A cabeça pode parecer desconectada do corpo, e uma forte faixa de tensão torna-se visível na cintura, cindindo as metades superior e inferior do corpo. Aprender a ver e a compreender essas cisões faz parte do treinamento do terapeuta bioenergético.

Como assinalei em *O corpo em terapia*, amar é um ato agressivo, não um processo passivo. Não é só querer ou ir em busca; é também receber. Amar alguém é receber a pessoa no coração. É preciso estar aberto para que a outra pessoa possa entrar, mas estar aberto não é o bastante. O componente agressivo dessa função está basicamente localizado nos músculos da parte posterior do corpo, a mesma envolvida na raiva. Quando nega sua raiva, a pessoa sofre uma redução do teor de agressão necessário à realização da função do amor. Da mesma forma que a agressão é um componente do amor, o amor é um aspecto da agressão, que inclui a raiva. Só sentimos raiva daqueles por quem também temos sentimentos positivos. Quando somos indiferentes ou negativos a respeito de alguém, tendemos a evitar essa pessoa; na raiva, movemo-nos em direção a ela. Eu costumo dizer aos pacientes que nossos sentimentos mais delicados são representados pelo braço e mão esquerdos, e nossos sentimentos agressivos, incluindo a raiva, pelo braço direito. Se cortássemos o braço direito ao negar nossa raiva, não sentiríamos nenhuma satisfação.

Quando terminei de escrever *Physical dynamics of character structure*, que se tornou *O corpo em terapia*, várias editoras rejeitaram o manuscrito, até que um paciente me disse que havia um editor interessado. Quando garanti que o instituto compraria quinhentos exemplares (que eu sabia que conseguiria vender), a Grune e Stratton Inc. me ofereceu um contrato – e daí em diante a coisa toda andou depressa. A publicação do primeiro livro foi um dos acontecimentos mais excitantes de toda minha vida.

130 | Alexander Lowen

AMOR E ORGASMO

Em 1958, tomei uma decisão que desempenharia papel significativo em minha história. Leslie e eu continuávamos interessados em adquirir uma casa de praia. Por meio de um colega integrante do programa para pais e filhos *Indian Guides* da ACM, descobri um chalé em Guilford, Connecticut, na Ilha de Leete. A construção estava um pouco deteriorada e tinha aparência banal, mas pareceu-nos adequada. Sabíamos que era possível dar uma melhorada no imóvel, que contava com uma praia particular, e o valor de US$ 6 milhões era justo. Estava mobiliado com peças de segunda mão, o que era comum naquela época para casas de veraneio.

Ficamos sabendo que dez casas daquele lado da ilha, que ficavam de frente para o mar, haviam sido destruídas na passagem do furacão de 1938, e que as casas atuais foram reconstruídas com os restos das antigas construções. Os donos não queriam investir muito nas casas novas, com medo de novos acidentes, mas nós fizemos uma grande reforma, reforçando a construção e o muro de pedras que a protegia do mar.

Aquela casa de veraneio foi uma alegria para nossa família. Meu amigo da ACM me ensinou a velejar: comprei um pequeno veleiro no primeiro ano e um veleiro maior três anos depois, capaz de acomodar quatro pessoas. Velejar se tornou uma das paixões de minha vida. Eu sempre guardava meu veleiro ancorado no nosso píer, que podia ser visto da janela panorâmica do chalé. Essa praia fica a apenas uma hora de carro de New Canaan, e assim era fácil viajar de uma casa a outra.

Esquiar na neve foi outra atividade que representou grande fonte de prazer para mim. Na qualidade de esporte de inverno, esquiar complementava o esporte de verão, que era velejar. Quando Fred completou 5 anos, em 1956, passamos a esquiar em família nas montanhas de Vermont e no maciço das Adirondack, no estado de Nova York, perto de onde morava minha sogra. Esquiar e velejar foram minhas duas verdadeiras paixões.

Na fase seguinte do meu desenvolvimento profissional, concentrei-me nas estruturas de caráter neuróticas. Eu queria aprofundar

Uma vida para o corpo || 131

minha compreensão tanto das forças de desenvolvimento que criam essas personalidades quanto dos padrões de comportamento resultantes. Comecei com o problema da esquizofrenia. Reich havia publicado um estudo de um paciente esquizofrênico e eu ficara fascinado com o brilho de sua compreensão. O problema da esquizofrenia e da personalidade esquizóide está no centro da cisão da personalidade humana entre o corpo e a mente.

Meu manuscrito *A esquizofrenia e o corpo*, concluído em 1959, foi rejeitado por mais ou menos vinte editoras. Então me dediquei ao tema mais interessante da sexualidade. Como a sexualidade é uma função central nas pessoas, eu acreditava que o comportamento sexual estava intimamente relacionado com a estrutura de caráter. Durante uma série de palestras gratuitas que realizei na Igreja Comunitária da Cidade de Nova York, algumas foram dedicadas ao tema "sexo e personalidade". Essas apresentações foram depois mimeografadas, sob o título *Sex and personality*, pelo Instituto de Análise Bioenergética.

Um jovem editor da MacMillan me procurou para sugerir que eu escrevesse uma biografia de Wilhelm Reich. Ele ficara impressionado com meu primeiro livro (*O corpo em terapia*) e achava que eu seria capaz de fazer um trabalho excelente, produzindo uma obra que talvez até ganhasse um prêmio Pulitzer. Fiquei interessado, mas expliquei que havia perdido o contato com Reich e seu trabalho na época em que ainda morava na Suíça, afastando-me também dos orgonomistas. Sugeri que ele poderia encontrar um candidato melhor para essa tarefa entre os próprios reichianos, que conheceram o mestre, até mais intimamente que eu, durante a fase crítica de sua carreira. O editor, porém, colocou na cabeça que eu sabia escrever bem e acabou não entrando em contato com os dois reichianos que eu recomendara; depois de um mês, voltou a me procurar, pedindo-me que reconsiderasse. Eu concordei, mas com a condição de que primeiro terminaria o trabalho em que estava envolvido. Esse editor também se mostrou empolgado com os três primeiros capítulos do

132 | Alexander Lowen

manuscrito sobre sexo e personalidade, e assinei contratos para os dois livros.

Embora a MacMillan tenha me oferecido um adiantamento, o manuscrito sobre a vida de Reich precisaria de uma pesquisa considerável. Eu me sentia relutante em diminuir o tempo destinado aos atendimentos a um número crescente de pacientes e passar a dedicá-lo a um projeto editorial de grande porte como aquele livro – que então seria minha prioridade. Escrever sobre sexo e personalidade tinha sido fácil e excitante. Então, o destino interferiu: o editor com quem eu estava trabalhando foi despedido. Em seguida, recebi a notícia de que o presidente da MacMillan havia lido o manuscrito e sugerido outro título: *The mature orgasm* [O orgasmo maduro]. Eu não poderia aceitar um título tão sem sentido; um orgasmo não pode ser classificado com o adjetivo "maduro". Percebi que a palavra "orgasmo" no título seria um forte apelo de vendas, então sugeri uni-la a "amor".

Poucos livros sobre sexo mencionam o fato de que a relação sexual é um ato de amor e não simplesmente uma ação bioquímica ou hormonal. Um pênis ereto, sem o envolvimento do coração, resulta só em ejaculação; mas o pênis ereto conectado aos sentimentos do coração leva ao orgasmo e à sensação de realização. Se o orgasmo é mais do que a descarga da excitação, o que é então? Reich, com todo seu brilho, foi capaz de elucidar a verdadeira natureza da resposta orgástica, que descreveu como uma resposta total do corpo, manifesta nos movimentos convulsivos do reflexo do orgasmo. Entretanto, Reich não enfatizou o suficiente que a resposta corporal total é uma expressão da entrega da pessoa ao amor. Essa entrega é extremamente difícil para a pessoa moderna, muito investida no ego. Tal investimento se manifesta em diferentes tipos de caráter: o caráter masoquista é submisso em seu comportamento sexual, o caráter psicopático precisa dominar e controlar o parceiro, o caráter oral é carente e o tipo rígido não cede. Esses problemas de caráter determinam a reação da pessoa no ato sexual, ou seja, o grau e a qualidade da resposta orgástica no momento do clímax.

Há grande necessidade de compreender a sexualidade como uma expressão emocional. Esse livro tenta satisfazê-la, além de lançar alguma luz sobre a natureza do orgasmo sexual – o que não pode ser feito sem que se considere o relacionamento entre a sexualidade e a personalidade. Assim que esse relacionamento é explorado, torna-se possível formular algumas das razões para a falta de satisfação sexual em homens e mulheres. Estudos de caso individuais, oriundos de meus atendimentos clínicos em psiquiatria, foram usados para ilustrar problemas comuns a um grande número de pessoas. A crítica das atitudes sexuais que emergiu no levantamento pode ajudar a prevenir alguns erros que perpetuam a infelicidade sexual. O compêndio apresentado nesse estudo compreende o conhecimento que adquiri em quinze anos de trabalho psiquiátrico ativo, ao longo de vinte anos estudando o tema. O material é baseado em observações simples, repetidamente confirmadas no consultório, de que os problemas emocionais e sexuais de uma pessoa refletem uma perturbação equivalente em sua personalidade.

Como a sexualidade é, basicamente, uma função corporal, podemos avaliar a intensidade e a qualidade da sexualidade de uma pessoa olhando para seu corpo. Quanto mais vivo ele for, mais sensações sexuais pode conter e expressar. São especialmente os olhos que expressam tanto o nível de vitalidade do corpo da pessoa como seu potencial para sensações sexuais. Um antigo ditado confirma esse relacionamento: "olhos vivos, rabo aceso", denotando um alto nível de carga energética nas duas extremidades do organismo.

Em dois interessantes capítulos de *Amor e orgasmo*, discuti os diferentes papéis que homens e mulheres desempenham em sua vida sexual, do ponto de vista do caráter e do comportamento. Os quatro papéis da mulher são: (1) de filha, o que significa ser um objeto sexual, ou seja, disponível para os homens mais velhos; (2) de irmã, em que o sentimento dominante é o companheirismo, mais do que a sexualidade; (3) de ideal romântico, que advém do amor ideal ou cortês; e (4) de mãe. Também podemos classificar os homens em qua-

134 | Alexander Lowen

tro papéis: (1) o filho-amante, que se vê como o verdadeiro amor de uma mulher, mas ao custo de ter de abrir mão do direito de possuí-la; (2) o irmão-protetor, agressivo, para assegurar o bem da mulher, mas passivo na asserção de suas próprias necessidades; (3) o herói-cavaleiro (que corresponde à figura feminina romântica), que é atraente para a mulher em sua promessa de masculinidade, mas esta não pode ser concretizada porque o desenvolvimento desse homem ficou imobilizado na adolescência; e (4) o pai, que se baseia no poder e na dominação, mas ao custo da capacidade de se entregar ao amor. Esses papéis, que representam a única solução que a criança poderia achar para lidar com os perigos e temores gerados pelos conflitos edipianos, tornam-se estruturados no corpo e podem ser vistos e compreendidos por um terapeuta bioenergético competente. Para que as pendências impostas por tais papéis possam ser resolvidas, torna-se necessária uma profunda e abrangente análise terapêutica, com terapia física, para dissolver as tensões musculares crônicas que mantêm em pé a estrutura do caráter. Essa não é uma tarefa fácil para qualquer terapeuta. Apesar de todo meu conhecimento da psicologia subjacente aos problemas de meus pacientes, só fui capaz de oferecer a eles uma ajuda parcial. Eu precisava saber mais sobre as forças energéticas em atuação no corpo que mantinham tão inviolável a estrutura do caráter neurótico.

Amor e orgasmo — um dos mais belos livros sobre sexo já escritos — saiu com uma capa muito bonita, mas não vendeu. Com medo de exibi-lo nas prateleiras, os livreiros deixavam a obra escondida. Meus próprios pacientes sentiam medo de andar com ele em lugares públicos, a menos que estivesse embrulhado. Na Inglaterra, a situação era semelhante. Um amigo britânico viu um exemplar exposto na vitrine de uma livraria. Sabendo da minha ligação com Reich, entrou e pediu para comprar um. O livreiro disse: "Não acho que você queira este livro. É um volume sobre sexo".

O revisor do *Village Voice*, que conhecia as idéias de Reich, ofereceu uma crítica excelente a *Amor e orgasmo*, que incluía o seguinte comentário: "É uma lástima que bons livros sobre sexo tenham o mesmo destino da maioria; quer dizer, os maus livros sobre sexo acabam por tirar os bons do mercado". Isso certamente representou a verdade a respeito desse livro adorável. Muitos anos depois, a obra foi altamente elogiada por um jornal do sul dos Estados Unidos, mas nunca se tornou popular. O livro foi traduzido para, pelo menos, oito idiomas. Depois de eu ter-me tornado famoso e de ter conquistado uma relativa notoriedade em decorrência de livros subseqüentes, o diretor da MacMillan me disse: "Todos os erros do mercado editorial foram cometidos na publicação de *Amor e orgasmo*".

Escrevi esse trabalho no início da revolução sexual dos anos 1960, que liberou a sexualidade das restrições morais impostas pela cultura vitoriana. Durante minhas sessões de terapia, Reich – que muitos consideram o fundador dessa revolução – havia manifestado seu receio de que o processo terminasse em caos, não numa verdadeira liberdade. Acredito que esta seja a situação atual, no tocante às condutas e atitudes sexuais. Hoje em dia, o sexo é visto como a necessidade física de descarregar uma tensão, da mesma maneira como urinar resulta da necessidade de descarregar a tensão do sistema urinário. Em ambos os atos, a descarga da tensão gera prazer. Contudo, o sexo – ao envolver outra pessoa num contato físico íntimo – também serve para aliviar o padecimento comum da solidão e da falta de contato com outro corpo. Também existe o fator do ego. Para muitos homens e mulheres, o ato sexual é uma afirmação de sua virilidade ou feminilidade, mas essas considerações não promovem a realização que o amor sexual promete.

O CORPO TRAÍDO

Quando *Amor e orgasmo* foi publicado em 1965, eu ainda estava sob contrato com a MacMillan para fazer uma biografia de Wilhelm Reich. Eu já desistira totalmente da idéia de escrever tal obra, e o editor que me propusera o trabalho já havia saído da editora há dois anos. Passou pela minha cabeça a idéia de que esse contrato talvez pudesse ser transferido para um manuscrito não publicado, cujo título era *A esquizofrenia e o corpo*. O editor que trabalhara em *Amor e orgasmo* e a comissão editorial aprovaram a idéia; no entanto, daí a pouco tempo, ele também foi demitido. O novo editor gostou do manuscrito, que fora consideravelmente mudado após tantas recusas. O foco do estudo se tornara o problema esquizóide, em vez da esquizofrenia. Eu nunca havia trabalhado com pacientes esquizofrênicos porque minha clínica se limitava a pessoas comuns, ativas no mercado de trabalho e com condições de pagar o preço da consulta. O novo editor sugeriu um título – *The betrayal of the body* [*O corpo traído*, na edição em português].

Ao longo dos anos em que trabalhei como psicanalista, reparei que muitas pessoas de fato negam a realidade, as necessidades e as sensações do corpo. Nesse livro, descrevo e ilustro por que surgem tais problemas, como lidar com eles e como atingir a realização emocional por meio da recuperação de um relacionamento mente–corpo gratificante.

O conflito entre o ego e o corpo produz uma cisão na personalidade que afeta todos os aspectos da existência e do comportamento da pessoa. *O corpo traído* começa com as identidades divididas e contraditórias das personalidades esquizóide e neurótica. Nos capítulos seguintes, são examinadas outras manifestações dessa cisão. Esse estudo também traz a descrição de como ela se desenvolve, os fatores que a produzem e quais técnicas estão disponíveis para tratá-la. Nessa altura, já deve ter ficado evidente que a cisão não pode ser resolvida sem que melhorem as condições do corpo. A respiração deve ser aprofundada, a mobilidade, ampliada e as sensações, despertadas, para que o corpo se torne mais vivo e sua realidade seja capaz de governar a imagem do ego.

O problema esquizóide representa, no indivíduo, a cisão que corresponde, no plano social, à distância entre a natureza e a cultura, entre a mente e o corpo, entre pensamentos e sentimentos. O interesse pelo corpo como um aspecto importante da personalidade estava aumentando nessa época. Mais e mais pessoas percebiam que o trabalho com o corpo era um complemento importante da terapia verbal. As experiências nos grupos de encontro haviam demonstrado que o acesso aos sentimentos e às sensações era mais fácil por intermédio do trabalho corporal do que pelas palavras. Entretanto, havia pouca coisa escrita sobre a cisão entre corpo e mente, entre sentir e pensar.

O corpo traído documenta os fatores energéticos por trás dessa cisão. O livro emocionou muitas pessoas, que experimentavam a cisão em sua personalidade, em seu corpo. Alguns leitores sentiram, pela primeira vez na vida, que suas dificuldades e problemas tinham uma explicação que fazia sentido. *O corpo traído* deu à bioenergética a credibilidade que precisava. O interesse por esse livro abriu o leque de oportunidades para divulgar a bioenergética, atendendo a convites para dar palestras e seminários de vivências por todo o país e no exterior, e foi um divisor de águas em termos do crescimento da minha carreira e do instituto. O título mostrou-se uma escolha feliz e oportuna, nos idos de 1967, e ajudou o livro a se tornar razoavelmente bem-sucedido.

Prazer: uma abordagem criativa da vida

O prazer é a força criativa da vida. É a força potente o suficiente para fazer frente à capacidade destrutiva do poder. Muitas pessoas acreditam que esse papel pertence ao amor, mas, para que o amor seja mais do que apenas uma palavra, deve fundamentar-se numa experiência de prazer. Nesse livro, mostro como a experiência do prazer ou da dor determina nossas emoções, nossos pensamentos e nossos comportamentos. Discuto a psicologia e a biologia do prazer e exploro suas raízes no corpo, na natureza e no universo.

Se uma pessoa se apega a seu ego neurótico, jamais conhecerá a satisfação que a transcendência proporciona – e não sentirá a alegria que advém de abrir mão do ego neurótico. Essa é a história da perda do estado de graça pelo homem, uma história que remonta aos primórdios da civilização e que ainda é válida hoje em dia. Antes que Adão e Eva fossem expulsos do Jardim do Éden por comer o fruto proibido da Árvore do Conhecimento, viviam no Paraíso, como os outros animais, inocentes e incapazes de distinguir entre o bem e o mal. Segundo a Bíblia, o conhecimento que obtiveram foi a consciência de sua nudez. Os dois se cobriram e se esconderam de Deus, tornando-se cônscios de sua sexualidade, de maneira diversa de todos os outros animais. Praticamente todos os seres humanos cobrem suas partes sexuais e sentem vergonha quando são expostas em público — exceto no caso das criancinhas que ainda são inocentes e não conhecem a sexualidade. Mas, em nossa cultura, entre os 3 e os 6 anos, essa inocência é perdida.

Com a conscientização da sexualidade, a inocência dá lugar à culpa e à vergonha — existentes, em alguma medida, em todos os adultos —, que deformam a psique. Em *Prazer*, descrevi essas emoções como condenatórias, porque surgem sempre que uma pessoa julga e condena seus sentimentos e condutas. A capacidade de julgar, ou ver de fora, desenvolveu-se no homem a partir da aquisição da linguagem, que é uma função do hemisfério esquerdo do cérebro. Quando nos julgamos, comparamos nossos atos e sentimentos com padrões de comportamento que se tornaram codificados por meio da linguagem. Todos os indivíduos neuróticos sofrem de um senso de constrangimento tão intenso que, às vezes, chega a comprometer e distorcer sua vida e seu comportamento. Essa consciência de si também pode ser uma expressão da auto-estima, mas então penderia para o egocentrismo.

A pessoa constrangida não é graciosa, porque está dividida entre o que sente e o que pensa. Evidentemente, se não houvesse conflito entre o que sentimos e pensamos, nossos atos e movimentos teriam a mesma graciosidade dos de um gato. O gato não sofre conflitos entre pensar e sentir, porque todos os seus atos originam-se e fluem diretamente do sentir. Naturalmente, isso não é verdade para os humanos, que crescem em sociedades que têm regras para governar os comportamentos — aceitas por praticamente todos os indivíduos dessa cultura.

Isso vale desde os primórdios da história da humanidade, quando as pessoas viviam em sociedades tribais ou verdadeiras comunidades. Uma verdadeira comunidade é uma coisa rara na cultura ocidental contemporânea. Mas a revolução sexual, que ocorreu na segunda metade do século XX, tornou muito difícil a integração de sentimentos e comportamentos, especificamente o amor e o sexo. Se não conseguimos, porém, integrar essas forças poderosas da personalidade humana, é sombrio o prognóstico para o futuro da humanidade.

Penso que, às vezes, andamos para trás nessa cultura. O pensamento é prestigiado, embora os sentimentos e sensações não sejam considerados uma grande coisa. Presume-se que todas as pessoas pensem. O lamentável, porém, é que a maioria dos sentimentos das pessoas se restringe à superfície; elas não sentem em profundidade. Têm medo da tristeza que pode se aproximar do desespero, medo da raiva que pode virar ira, do amor que pode terminar num coração partido. Pensar é fácil, mas para sentir em profundidade é preciso coragem.

A maioria das pessoas de nossa cultura vive num nível muito raso. Suas preocupações são, em grande medida, questões de ego. Preocupam-se com sua saúde, mas só quando as doenças colocam sua sobrevivência em risco. Não têm qualquer percepção da saúde como um estado positivo de seu ser. A expressão "vida vibrante", que tem tanto sentido para mim, não tem o menor sentido para a maioria das pessoas. Elas vão a academias para fazer exercícios de modo mecânico, acreditando que, com isso, estão cuidando da saúde. A pessoa "normal" acha que suas emoções mais profundas não têm nada que ver com sua saúde física.

Minha odisséia pessoal tem sido integrar em mim mesmo mente e corpo, pensar e sentir. Isso só pode ser alcançado quando tomamos consciência de que a vida do corpo é sentir, que pensar é só o reflexo mental desse processo. Na maioria dos adultos, porém, a luta pelo poder compete com a busca do prazer, empobrece a criatividade e causa tensões musculares. *Prazer* oferece uma saída para esse dilema, por meio do uso de exercícios bioenergéticos. O propósito desses exercícios é

140 | Alexander Lowen

ajudar o corpo a recuperar a liberdade natural e a espontaneidade, obtendo não só prazer, mas também uma criatividade repleta de alegria.

1972-1980

O CORPO EM DEPRESSÃO: AS BASES BIOLÓGICAS DE FÉ E DE REALIDADE

Em 1972, foi publicado meu livro *Depression and the body* [*O corpo em depressão*, em português], com o subtítulo *The biological basis of faith and reality* [*As bases biológicas de fé e de realidade*]. Na contracapa, o editor escreveu: "Segundo o dr. Lowen, estar deprimido é como ser um violino com cordas fracas, desafinado e incapaz de soar". Acredito que seja uma boa comparação que a maioria dos psiquiatras e médicos, porém, não acata. Apesar de bem-aceito, esse livro não atingiu exatamente um recorde de vendas.

Sua tese básica é a de que a depressão é um transtorno físico que deve ser entendido com base na dinâmica energética do corpo. Evidentemente, existe um componente psicológico que também deve ser compreendido, mas essa compreensão não é suficiente para superar o problema físico; a saber, as funções físicas do corpo estão deprimidas. Levando adiante a analogia em que comparamos o estado deprimido a um violino com cordas frouxas, a questão então é descobrir qual função do corpo tem uma função similar e correspondente no violino. A resposta é: vibração. Quando as cordas de um violino vibram, produzem som. A parte correspondente na pessoa, ou no animal, são as cordas vocais, capazes de vibrar e produzir som – que se dá quando a freqüência da vibração alcança a sonora, de tal modo que o som pode ser ouvido. No corpo humano, ou em qualquer organismo, há atividade vibratória em freqüências baixas, que não resultam em som. O coração é, na realidade, um órgão vibracional, embora descrevam sua atividade vibracional como pulsação. A vida é sinônimo da atividade vibracional do corpo; na morte, o cadáver não registra movimento. Talvez fique mais claro usar o termo *pulsação* do que *vibração*, embora a diferença seja apenas uma questão de freqüência.

Na depressão bipolar, o humor do sujeito oscila entre um estado de hiperexcitação e um nível subnormal de excitação, que caracteriza o pólo deprimido. Ambas as condições são patológicas e refletem um processo energético que se acumula a tal ponto que explode e depois entra em colapso – de modo que lembra o famoso gêiser do Parque Nacional de Yellowstone, subindo numa coluna poderosa a cada vinte minutos e despencando logo em seguida. O processo energético da depressão bipolar é o mesmo que o do gêiser Old Faithful [velho confiável]: um acúmulo poderoso de carga energética, uma descarga explosiva e, depois, o colapso. Os adjetivos "velho" e "confiável", aplicados a esse fenômeno natural, são decorrentes da regularidade com que se registram o acúmulo e a descarga da energia, ou excitação, desse gêiser.

Com base em minha experiência com pacientes deprimidos, descobri que cada episódio depressivo era precedido por um estado de superexcitação ou elação, induzido pela esperança ou promessa do amor. A tendência à depressão, como mostrei em meu livro, tem origem na perda do amor da mãe quando a pessoa ainda é muito pequena. Se essa é uma perda terrível, o bebê entrará num estado denominado depressão anaclítica, que pode culminar com sua morte. Mas toda perda de amor para um bebê é uma questão de vida ou morte e induz um estado de choque. O corpo do bebê reage ao choque chorando pela mãe, ou chorando de dor. A criança entra em depressão quando sua energia se esvaziou e ela não consegue mais chorar. A maioria das crianças sobrevive, mas essa experiência pode deixar um grande buraco na personalidade.

A sobrevivência depende do amor da mãe ou de uma figura materna. Quando chegar à idade adulta, a pessoa sentirá um vazio interior, um profundo buraco na barriga, evitando todo contato com essa área ao nunca respirar profundamente. A promessa ou esperança de amor pode abrir o buraco, criando um panorama de alegria e liberdade. Mas se esse panorama se mostra ilusório, a pessoa afundará ainda mais no desespero e na depressão.

Não vi um único paciente que não tivesse exibido essa dinâmica: uma necessidade de amor, o medo do amor e um profundo sentimento de desamparo em relação ao amor. Nem todas as pessoas eram visivelmente deprimidas, mas sua vida emocional era. Seu amor decorria da carência, não da paixão. Sua busca não era de realização, mas de segurança, poder e status. Não se sentiam deprimidas, porque em sua hiperexcitação experimentavam uma falsa empolgação. Não conseguiam se aquietar, desacelerar ou relaxar. O envelhecimento faz que despenquem fisicamente, porque sua falta de energia para funcionar num nível agradável ou até prazeroso é literal. Ouvi de muitos pacientes a frase "queria estar morto", e sei que para eles essa idéia não era nova. Quando lhes perguntava mais sobre esse sentimento, muitos me diziam que se sentiam da mesma forma quando eram jovens. Alguém nessa situação — precisando desesperadamente de amor — não é capaz de oferecer amor, e os relacionamentos baseados em carência não duram. Consegui ajudar algumas dessas pessoas.

BIOENERGÉTICA

O objetivo da bioenergética consiste em ajudar as pessoas a recuperar sua natureza essencial, que é a condição de serem livres, num estado de graciosidade marcado pela qualidade da beleza. Liberdade, graciosidade e beleza são os atributos de todo organismo animal. A liberdade é a ausência de uma limitação interna ao fluxo das sensações; a graciosidade é a expressão desse fluxo nos movimentos, ao passo que a beleza é uma manifestação da harmonia interior gerada por esse fluxo. Esses atributos denotam um corpo saudável e, portanto, também uma mente saudável.

O livro que intitulei de *Bioenergética* almejou ajudar a pessoa a abrir o coração para a vida e para o amor. Isso não é uma tarefa fácil. Ele está bem protegido pela caixa torácica. Tentativas de se aproximar do coração encontram uma forte defesa, de ordem tanto psicológica quanto física. Essas defesas devem ser compreendidas e elaboradas para que nosso objetivo possa ser alcançado. Mas, se não o for, o que ocorre é um resultado trágico. Atravessar a vida com um coração fechado é como viajar pelo mar trancado no porão de um navio. O sentido, a aventura, a excitação e a glória de viver permanecem além da visão e do alcance da pessoa.

Bioenergética é uma aventura de autodescoberta. Difere de investigações similares sobre a natureza do "si mesmo" ao tentar compreender a personalidade humana do ponto de vista do corpo humano. A maioria das explorações prévias focalizava a mente. Muitas informações valiosas foram obtidas com tais investigações, mas a mim parece que deixaram de lado o território mais importante da personalidade: sua base nos processos corporais. Não nos custa muito admitir que o que acontece no corpo afeta necessariamente a mente, mas isso não é nenhuma novidade. Minha posição é a de que os processos energéticos do corpo determinam o que se passa na mente, da mesma maneira como determinam o que acontece no corpo.

Em 1975, a bioenergética estava se tornando relativamente conhecida, tanto nos Estados Unidos como no exterior, especialmente na Europa, e *Bioenergética* foi publicado pela Coward McCann. Embora eu tivesse cunhado o termo "bioenergética" e quisesse que fosse reconhecido como minha criação, direcionando seu crescimento, não o registrei como marca. Não queria possuir ou usar esse nome para extrair algum benefício financeiro. Sempre acreditei que o conhecimento oferecido pela bioenergética deveria ser de livre acesso, para ajudar as pessoas a encontrar respostas para seus conflitos.

O livro *Bioenergética* foi uma tentativa de organizar meu modo de compreender os processos energéticos na base do comportamento humano. Esse trabalho teve relativo sucesso e foi traduzido para algumas outras línguas. Hoje já faz cerca de trinta anos que escrevi essa obra. Quando a releio, ainda fico impressionado com os esclarecimentos que contém. Por exemplo, a localização das glândulas antiestresse (as adrenais, acima dos rins) não tem sentido enquanto não percebermos que esse é o ponto de mais estresse no corpo todo. Fundamentalmente, o estresse é um aspecto da gravidade, em

144 | Alexander Lowen

particular para os seres humanos, que devem combater a força da gravidade quando ficam em pé. Normalmente, isso não representa problema para a pessoa madura, mas o estresse pode ser grandemente aumentado se ela estiver carregando algo pesado. Esse estresse é sentido na região lombar das costas, na área das adrenais, que reagem secretando adrenalina, a qual mobiliza a reserva de forças do corpo para enfrentar o estresse. Outro exemplo é a localização da glândula tireóide, situada sobre a traquéia, logo abaixo da cartilagem tireóide. Da mesma forma como as glândulas adrenais estão posicionadas para reagir ao estresse, a tireóide está posicionada para ser sensível à respiração. Isso sugere que a secreção da tiroxina, que controla a atividade metabólica do corpo, está diretamente relacionada com a quantidade de ar respirado. A medicina já conhece essa interligação há muito tempo e tem usado a atividade respiratória para medir a produção de tiroxina.

Na qualidade de organismo vivo, um corpo não funciona como uma máquina rígida, mas reage ao ambiente de maneira sensível. As sensações são movimentos ou fluxos internos de excitação ou energia, oriundos do centro do organismo rumo à superfície, em resposta aos estímulos do mundo. Esse fluxo de excitação segue determinados trajetos, dependendo da natureza dos estímulos. Quando o fluxo alcança a superfície do corpo, tomamos consciência de uma sensação e damos um nome a ela. Certa vez, quando estava trabalhando com o corpo, senti uma onda de excitação subindo pelo meio das costas até o pescoço; percebi os pêlos do alto das costas se eriçarem e então a onda passou pelo alto da cabeça e desceu até os caninos. Senti o som de um rosnado se avolumando em mim. Era uma onda de raiva animal profunda, como um cachorro que arreganha os dentes e cujo dorso se arredonda numa corcova de ataque. Tomei tal consciência desse fluxo de raiva que sou capaz de repetir essa seqüência toda vez que quiser, e os pelinhos nas minhas costas e nuca se eriçarão. Também consigo produzir um olhar de raiva, focalizando energia nos olhos. Para tanto, é preciso movimentar propositalmente os músculos da cabeça; por exemplo, posso abanar as orelhas à vontade. Esse fluxo de excitação através do tecido corporal é possível porque esses tecidos são em grande medida fluidos – quer dizer, compostos de água com coloidais, metabólitos e outras substâncias orgânicas em suspensão, além dos íons neles dissolvidos.

Sensibilidade, sensações e movimentos espontâneos são qualidades essenciais do tecido vivo – ou seja, da vida. Na saúde, essas funções acontecem livremente e dão ao organismo a sensação de ser e ter sentido. O significado fundamental ou básico é simplesmente *ser*, que se traduz em *bem-estar* no caso de organismos conscientes. Qualquer perturbação do fluxo natural da excitação num corpo enfraquece a sensação de bem-estar. O propósito da terapia, portanto, é recuperar o fluxo desimpedido da excitação. Todos os bloqueios a ele são estados de contração nos tecidos, em particular na musculatura. Como o prazer e o bem-estar são percepções conscientes do livre curso da excitação, a dor e a ansiedade estão associadas ao bloqueio desse fluxo. Os bloqueios são causados por tensões musculares crônicas nos grandes músculos estriados que revestem o corpo e nos músculos lisos que constituem os diversos tubos do interior do corpo, entre os quais os vasos sangüíneos, os dutos de ar, os intestinos e o útero. Essa tarefa nunca se mostra fácil.

Cada músculo tenso é um músculo amedrontado. O medo é igual à contração, deve ser entendido, sentido e liberado. O estado de contração também é uma condição de muita tristeza. Para soltar a contração, a tristeza precisa ser expressada. Também há raiva reprimida no estado de contração – e ela precisa ser sentida, aceita e descarregada. *Bioenergética* descreve como isso pode ser feito.

EXERCÍCIOS DE BIOENERGÉTICA:
O CAMINHO PARA UMA SAÚDE VIBRANTE

Exercícios de bioenergética contém os exercícios básicos usados na análise bioenergética para promover um fluxo saudável da energia. Esse

146 ‖ Alexander Lowen

treinamento pode ser feito em casa, em aulas de exercícios de bioenergética e em sessões de terapia bioenergética. O programa que usei nesses anos todos está descrito nesse manual e consiste em movimentos que continuo praticando hoje em dia, com algumas modificações. Entre 1974 e 1976, Leslie e eu descrevemos os exercícios bioenergéticos que desenvolvemos em nosso trabalho terapêutico e nas aulas de exercícios. Um editor da Harper & Row, que havia participado das aulas práticas com Leslie no instituto, sugeriu que criássemos um livro com esse material. Ficamos muito empolgados com esse volume, porque os exercícios não são feitos de modo mecânico – como nas academias –, mas ditados pela sensibilidade. Não têm o objetivo de tornar a pessoa mais musculosa, e sim mais cheia de vida – vibrantemente viva. Os exercícios foram todos fotografados em nossa casa, em preto e branco, e as ilustrações para o livro foram baseadas nas fotos. Na capa, há uma foto de Leslie deitada de costas no chão, com mãos e pés estendidos para o alto, me sustentando. Essa postura foi inspirada no conceito mitológico que retrata a Terra segurando o céu; o céu é uma figura masculina e a Terra é feminina. Assim, a fêmea é vista como a figura-chave na cosmologia primitiva.

Exercícios de bioenergética foi publicado na época em que os programas de exercícios estavam se tornando populares. Havia muitas pessoas buscando treinamentos que pudessem ser seguidos, sem pensar ou sentir o que estava acontecendo com o próprio corpo. Minha esposa e eu estávamos tentando ajudar as pessoas a tornar o corpo mais cheio de vida, mas a grande maioria estava interessada em ter um corpo capaz de melhor desempenho. Aquele livro fazia muito sentido para mim, mas evidentemente não para o grande público. Tem sido difícil aceitar que a maioria das pessoas não quer sentir mais. Que tem um medo profundo de que as sensações resultantes sejam essencialmente medo, dor e tristeza. Melhor morto que sentindo a profundidade do próprio desespero. Vários anos depois, eu acabaria aprendendo a lidar com essa questão. Entretanto, em 1977 e 1978, ainda acreditava ingenuamente que as pessoas poderiam superar ansiedades enfrentando-as – o que é verdade SE elas encarassem tais sentimentos. É esse, porém, o problema. Custou-me mais quinze anos resolver essa questão na minha personalidade, antes de conseguir ajudar outras pessoas a fazerem o mesmo. Meu compromisso com o corpo finalmente me permitiu ficar livre. Foi uma decepção que *Exercícios de bioenergética* não tivesse despertado interesse por parte do público.

MEDO DA VIDA: CAMINHOS DA REALIZAÇÃO PESSOAL PELA VITÓRIA SOBRE O MEDO

Trabalho como terapeuta há mais de cinqüenta anos, ajudando pacientes a adquirir certa medida de alegria e felicidade em sua vida. Esse esforço requereu um trabalho contínuo para compreender o caráter neurótico do homem moderno, tanto da perspectiva cultural quanto da individual, para encontrar algum significado e satisfação na vida; em outras palavras, a medida de sua luta contra o destino. No entanto, o pano de fundo desse embate é o contexto cultural. Sem o conhecimento do processo cultural, não podemos compreender a profundidade do problema.

A esfinge é uma criatura estranha – parte animal (o corpo) e parte humana (a cabeça) –, que combina o conhecimento associado à mente humana com os instintos e sensações animais. Essa combinação de qualidades lhe dá um aspecto sobrenatural. Na mitologia grega, a esfinge desempenhava um papel importante na história de Édipo. Todo analista ou terapeuta conhece essa lenda, porque é considerada a história universal, e particular, de todo homem contemporâneo.

Medo da vida baseia-se em minha opinião sobre essa história. Nesse livro, discuto a dinâmica da situação edipiana de maneira relativamente extensa – porque é um fator importante em todas as famílias civilizadas e inevitavelmente desempenhou um papel fundamental em minha formação.

Acho que quando entendemos o enigma da esfinge, conseguimos elaborar e compreender nossa vida. O enigma é uma formulação comum e bastante conhecida. A esfinge pede a todos os que passam pela estrada que respondam à mesma pergunta: "Quem é ou o que é aquele que anda com quatro pernas de manhã, duas ao meio-dia e três à noite?". A pessoa que não consegue responder é destruída pela esfinge.

Édipo faz esse percurso, encontra a esfinge e ela lhe apresenta o enigma. Ele responde: "O bebê engatinha de quatro, ao meio-dia fica sobre suas duas pernas e ao entardecer da vida ele se apóia numa bengala e tem três pernas". A resposta ao enigma é "o homem". Precisamos compreender o homem e seu caráter com base nessas três fases da vida.

O desafio do homem moderno está em reconciliar aspectos antitéticos de sua personalidade. No nível corporal, é um animal; no nível do ego, um semideus. O destino do animal é a morte que, em suas aspirações semidivinas, o ego tenta evitar. Contudo, ao tentar fugir de seu destino, o homem cria outro ainda pior – o de viver com medo da vida.

A vida humana é cheia de contradições. Reconhecer e aceitar essas contradições é a marca da sabedoria. Pode parecer um paradoxo aceitar que nosso destino leva a uma mudança dessa fortuna, mas é a verdade. Quando paramos de lutar contra o destino, perdemos a neurose (conflito interno) e atingimos a paz de espírito. O resultado é uma atitude diferente (em que não há medo da vida), expressa num caráter diferente e associada a um destino diferente. A pessoa é capaz de conhecer o sentimento de realização na vida. É assim que termina a história de Édipo, a figura cujo nome identifica o problema central na personalidade do homem moderno.

Dada a cultura do homem e o caráter que ela produz, qual é o destino que o aguarda? Se a lenda de Édipo servir de prenúncio, trata-se da profecia de alcançar o sucesso e o poder que a pessoa busca, apenas para constatar que o próprio mundo está em pedaços ou em pleno colapso. Se o sucesso é medido por posses materiais, como acontece nos países industrializados, pelo poder e pela capacidade de ir e vir (com máquinas e energia), a maioria dos ocidentais tem tanto poder quanto sucesso. O colapso de seu mundo é o empobrecimento da vida emocional, da vida interior. Comprometendo-se com a busca do sucesso e do poder, as pessoas têm hoje muito pouco pelo que viver. E, como Édipo, tornaram-se andarilhos sobre a Terra, seres desenraizados que não encontram paz em parte alguma. Todas essas pessoas se sentem individualmente, em alguma medida, alienadas de seus semelhantes, e todas elas ocultam uma profunda sensação de culpa, que lhes escapa ao entendimento. Essa é a condição existencial do homem moderno.

A neurose não costuma ser definida como um medo da vida, mas é exatamente isso. A pessoa neurótica tem medo de abrir seu coração ao amor, medo de estender a mão (em busca de algo ou para agredir) e medo de ser plenamente quem é. Podemos explicar psicologicamente esses temores. Quando abrimos o coração ao amor, tornamo-nos vulneráveis a dores. Quando estendemos a mão buscando alguém, corremos o risco de ser rejeitados; como resposta a um ataque, podemos ser destruídos. Mas há outra dimensão do problema. A pessoa fica assustada com uma intensidade de vida e de sensações maior do que aquela com que está acostumada, porque elas ameaçam dominar o ego, transbordar seus limites e abalar sua identidade. É assustador se sentir mais vivo e ter mais sensações. Trabalhei certa vez com um rapaz cujo corpo estava bastante desvitalizado. Era tenso, contraído, com olhos sem brilho, cor de pele sem viço, respiração superficial. Respirando mais profundamente e fazendo alguns exercícios terapêuticos, seu corpo tornou-se mais vivo. Seus olhos ficaram mais brilhantes, a cor da pele melhorou e ele começou a ter sensações de formigamento em algumas partes do corpo; suas pernas começaram a vibrar. Mas então ele me disse: "Cara, isso é vida demais pra mim. Não agüento".

150 | Alexander Lowen

Acredito que, de certa forma, estamos todos na mesma situação que esse rapaz. Queremos nos sentir mais vivos, sentir tudo com mais intensidade, porém temos medo disso. Nosso medo da vida transparece na maneira como nos mantemos ocupados para evitar sentir: correndo o tempo todo para não termos tempo de nos encarar, nos intoxicando com bebidas alcoólicas ou drogas, para não sentir quem somos. Como temos medo da vida, tentamos controlá-la ou dominá-la. Acreditamos que é ruim ou perigoso nos deixar levar pelas emoções. Admiramos a pessoa que se mantém controlada, que age sem expor seus sentimentos. Nosso herói é James Bond, o agente secreto 007. Em nossa cultura, a ênfase está em fazer e realizar. O indivíduo moderno está comprometido a obter sucesso, não a ser uma pessoa. Ele pertence corretamente à "geração da ação", cujo lema é fazer mais e sentir menos. Essa atitude caracteriza grande parte da sexualidade moderna: mais ação e menos paixão.

Independentemente do quanto nossa performance seja boa, somos um fiasco como pessoas. Acredito que a maioria dos indivíduos experimenta uma espécie de fracasso íntimo. Estamos muito pouco conscientes da dor, da angústia e do desespero, vibrando logo abaixo da superfície. Mas estamos determinados a superar as fraquezas, dominar os medos e vencer as ansiedades. É por isso que os livros de auto-ajuda e de faça-você-mesmo são tão populares. Infelizmente, esses esforços estão fadados a fracassar. Ser uma pessoa não é algo que possamos *fazer*. Não é desempenhar nada. Inclusive, pode exigir que paremos com toda a histeria de nossa pressa e dediquemos tempo a respirar e sentir. Esse processo pode nos levar à dor, mas, se tivermos coragem para aceitá-la, também sentiremos prazer. Se formos capazes de encarar nosso vazio interior, poderemos preenchê-lo e nos sentir realizados. Se pudermos atravessar nosso desespero sem fugir dele, alcançaremos a alegria, do lado de lá. Pode ser preciso ajuda terapêutica para realizar essa façanha.

Medo da vida, publicado em 1980, é meu livro mais importante.

1984-1995
NARCISISMO: NEGAÇÃO DO VERDADEIRO SELF

Para entender a insanidade que subjaz no narcisismo, precisamos de uma visão ampla e não técnica do problema da personalidade. Por exemplo, quando dizemos que o barulho em Nova York é suficiente para levar as pessoas à "loucura", estamos falando numa linguagem real, humana, que tem sentido. Quando descrevemos alguém como "um pouco doido", estamos expressando uma verdade que não se encontra na literatura psiquiátrica. Acredito que a psiquiatria ganharia muito se ampliasse seus horizontes conceituais para incluir a experiência popular, expressa no linguajar comum e cotidiano das pessoas.

Tive a intenção de repartir com o leitor o que entendo do problema narcisista. Precisamos compreender as forças culturais que o criam e os fatores da personalidade humana que predispõem alguém a ele. E precisamos saber o que é ser humano, para podermos evitar nos tornar narcisistas.

Na famosa história, Narciso foi um lindo jovem que se apaixonou por seu reflexo no lago. Incapaz de consumar seu desejo, pereceu de dor transformando-se numa linda flor. Descrevemos como *narcisista* a pessoa que se identifica com sua imagem e nutre idéias grandiosas. Esse também era meu problema pessoal. Quando Reich sugeriu que eu fizesse terapia, fiquei surpreso com minha resposta, pois espontaneamente comentei que queria me tornar famoso. Geralmente, não expresso meus sentimentos de forma tão aberta, mas sabia que essa observação vinha de um núcleo profundo do meu ser. Isso me levou a, mais tarde, quando me descrevi como um fálico-narcisista dentro dos tipos de caráter neurótico, me questionar. Meu narcisismo, que se relacionava com a crença de que podia satisfazer uma mulher, originava-se em minha mãe, que me considerava seu salvador. Minhas realizações e sucessos tornavam sua vida significativa. Eu precisava ser superior para compensar o sentimento de inferioridade dela e, num nível mais profundo, meu próprio sentimento pessoal de inferioridade.

As pessoas nesta cultura gastam quantidades enormes de dinheiro para projetar uma imagem destinada a impressionar os outros com sua superioridade. A necessidade de fazer isso denota fraqueza em sua auto-estima, apontando especificamente para uma cisão entre aparência e comportamento e o modo como se sentem, no íntimo, sobre si mesmos. A bem da verdade, essas pessoas sofrem de uma cisão de personalidade, o que é um quadro esquizofrênico.

Alguns narcisistas têm uma força e uma vontade que lhes permitem sustentar essa postura ao lado de uma atitude de sucesso e superioridade sem entrar em colapso; para tanto, porém, pagam um preço muito alto. Um grande número das celebridades do mundo do entretenimento leva uma vida carente de alegria e de satisfação, mas, apesar disso, insiste em querer mais sucesso, mais riquezas, aplausos e reconhecimento. São movidas pela sensação de um grande vazio interior, que é muito comum.

O narcisismo é a insanidade da cultura moderna.

AMOR, SEXO E SEU CORAÇÃO

O propósito desse livro é elucidar tais conexões e, assim, permitir que o leitor comprove como a vida emocional está interligada ao ser físico e como a saúde física depende do bem-estar emocional. Minha esperança é que a compreensão das causas do medo do amor possa ajudar o leitor a se tornar uma pessoa mais amorosa, o que garantirá saúde para o seu coração. Sem esse conhecimento, todos os nossos esforços para manter a saúde do coração não lidam com o verdadeiro cerne do problema. Começo esse livro examinando o nexo entre o coração e o amor, um relacionamento que tem sido reconhecido e expresso ao longo dos séculos por poetas, filósofos e mestres religiosos.

Uma pulsação que flui livremente da cabeça até os pés e volta à cabeça é sinal de um indivíduo saudável, conectado ao corpo e à terra. A interligação profunda do corpo é a base do sentimento de amor, porque ele está centrado no coração. Em *Amor, sexo e seu coração*, o amor é o sentimento de conexão entre o próprio coração e o coração da pessoa amada. No amor, dois corações batem no mesmo ritmo. Estão sintonizados um com o outro. Para que isso aconteça, naturalmente o coração deve estar aberto. Um coração fechado não pode sentir amor, porque não pode se conectar com o coração de mais ninguém. Dois corações batendo em uníssono: eis o refrão dos enamorados. O bloqueio não começa no coração, mas nos tecidos que circundam esse órgão: os músculos da cavidade torácica. Quando esses músculos se tornam cronicamente tensos, o coração fica trancado num recipiente rígido, que limita sua capacidade de se sentir conectado à vida. Isso causa a profunda sensação de solidão da qual padecem tantas pessoas. Com o passar do tempo, esse problema se torna tão grave que termina numa doença do coração e até em morte. Em *Amor, sexo e seu coração*, meu interesse é a relação entre amor e *grounding*, ou entre a falta de amor e a perda da base da pessoa no chão. Para a maioria das pessoas da cultura americana, esse é um processo que começa cedo na vida.

A ESPIRITUALIDADE DO CORPO: BIOENERGÉTICA PARA A BELEZA E A HARMONIA

Nesse livro, tentei trazer para o primeiro plano a dimensão espiritual da saúde. A sensação subjetiva da saúde é de vitalidade e prazer no corpo, sensação que aumenta nos momentos de alegria ou euforia. Nesses momentos nos sentimos irmanados a todas as criaturas vivas e reconhecemos nossa ligação com o mundo. Por outro lado, a dor nos isola e nos aliena de todos os demais indivíduos. Quando estamos doentes, nossa saúde está comprometida não só pelos sintomas, mas pelo isolamento que nos é imposto.

A saúde se manifesta objetivamente na graciosidade dos movimentos do corpo, na irradiação ou brilho corporal – não é de admirar que haja a expressão "irradiando saúde" – e na maciez e calor do corpo. A total ausência dessas qualidades denota morte ou uma enfermidade fatal. Quanto mais macios e flexíveis formos, mais próximos estaremos da saúde. Quanto mais nos tornamos rígidos, com o avanço da idade, mais nos aproximamos da morte. A graciosidade é o selo da pessoa verdadeiramente sexual. Graciosidade não quer dizer a capacidade de rebolar os quadris, fazer dança do ventre ou saltar de trampolim. Esse atributo descreve o corpo macio, no qual há um livre fluxo de excitação e uma sensação de vitalidade e prazer na capacidade de se mover. A pessoa sexual não precisa requebrar ao andar; pelo contrário, sua pelve se movimenta com soltura, fluindo com o corpo todo. Quando uma pessoa anda sentindo os pés tocando o chão, a onda de excitação que lhe sobe por eles coordena-se com a onda respiratória, fazendo que a pelve se movimente a cada ciclo respiratório. É mais comum vermos essa forma de andar em certos países em desenvolvimento, onde as pessoas não são tão dominadas pelo ego. Podemos até ser sexualmente mais sofisticados, mas aquelas pessoas são sexualmente mais cheias de vida.

A graça espiritual compreende uma conexão com uma dimensão superior. A graça humana se reflete no comportamento da pessoa em relação a seus semelhantes; ela pode ser adequadamente descrita como graciosidade. Todos conhecemos a graça dos animais, pois já tivemos chance de observar espécies selvagens em liberdade. Para mim, observar os esquilos brincando nas árvores é uma experiência emocionante. Poucos seres humanos podem almejar chegar perto de ter a mesma graciosidade e segurança de movimentos. O vôo rápido das andorinhas também é admirável. Em graus variáveis, todos os animais não domesticados têm essa maravilhosa capacidade de se movimentar de maneira graciosa. Aldous Huxley descreveu como, para os humanos, a graça "animal" acontece quando nos abrimos para a "virtude do sol e o espírito do ar", em vez de quando abusamos de nosso corpo e interferimos no funcionamento de nossa inteligência animal inata.

A verdadeira graciosidade não é algo que se aprenda; faz parte da dádiva natural do homem como uma das criaturas de Deus. Assim que é perdida, no entanto, só pode ser recuperada com o restabelecimento da espiritualidade do corpo. Para tanto, precisamos compreender por que e como foi perdida. Como não podemos recuperar um objeto perdido a menos que saibamos o que é, começamos com uma investigação do corpo natural, no qual movimento, sentimento e pensamento se integram em atos graciosos.

Estudamos o corpo como um sistema energético automantido e autocontido, dependente do ambiente, com o qual interage constantemente para garantir sua sobrevivência. A perspectiva energética nos permite compreender a verdadeira natureza da graça e da espiritualidade corporais, sem nos tornarmos místicos. Com isso, podemos investigar o papel da sensibilidade na graciosidade dos seres humanos. Na ausência do sentir, o movimento se torna mecânico, e as idéias se tornam abstrações. Podemos apregoar o amor a uma pessoa de espírito abatido, cuja alma está repleta de ódio, mas essa pregação é ineficaz. Se conseguirmos resgatar a integridade de seu espírito, o amor voltará a brilhar nela.

A espiritualidade do corpo investiga alguns distúrbios que quebram o espírito da pessoa, diminuem a graciosidade do corpo e debilitam sua saúde. O foco na graciosidade como critério de saúde nos permite compreender boa parte dos problemas emocionais que acossam os seres humanos – e assim desenvolver a graciosidade que promove a saúde.

Espírito e matéria se unem no conceito da graça ou graciosidade. Na teologia, a graça é definida como "a divina influência agindo dentro do coração, para regenerá-lo, santificá-lo e guardá-lo". A graça também pode ser definida como o espírito divino agindo dentro do corpo. O espírito divino é vivenciado como a graciosidade natural, na graciosidade da atitude da pessoa perante todas as criaturas de Deus. A graça é um estado de santidade, de totalidade, de conexão com a vida, de união com o divino. Esse também é o estado da saúde.

156 | Alexander Lowen

ALEGRIA: A ENTREGA AO CORPO E À VIDA

Meu último livro, *Alegria*, foi publicado em 1995. Eu havia discutido anteriormente o tema da entrega, no contexto da aceitação do fracasso, em *Medo da vida*. O indivíduo neurótico aspira a ser um deus, e o esquizofrênico acredita que é Deus. O que significa ser Deus? Esse termo se refere a "alguém" que é onisciente, onipotente e imortal. A única "coisa objetiva" que poderia se encaixar nessa descrição é o universo em si. Lógica e corretamente, poderíamos definir Deus como o espírito do Universo. Ser mortal é ser limitado. Se podemos ser como Deus, é à medida que conseguimos compartilhar de sua natureza. Essa natureza, de acordo com as antigas escrituras, é a alegria. "No cerne da crença bíblica está a advertência para que nos 'rejubilemos no Senhor, nosso Deus'." A vivência do júbilo ocorre na dança e no canto, e os hebreus têm forte reverência e dedicação à alegria, que inclui os movimentos de girar em torno do próprio eixo corporal, expressando felicidade. Deus é representado rodopiando num êxtase sublime. Se aceitarmos a idéia de que Deus é a fonte de nossa luz e que ele rodopia no céu, repleto de alegria, é fácil compreender por que os antigos egípcios adoravam o Sol como seu deus.

Mas, quando o homem perdeu seu estado de graça por ter comido o fruto proibido da árvore do conhecimento, ele perdeu a inocência. Isso acontece com todas as crianças, que nascem inocentes e capazes de se alegrar e então desenvolvem um ego dotado de autoconsciência, que julga os atos e os sentimentos. A perda da graça está associada ao desenvolvimento de tensões musculares crônicas que destroem a graça inata do animal. Não respeitar a inocência de uma criança é o maior pecado que alguém pode cometer. As tensões musculares crônicas de praticamente todas as pessoas das culturas modernas são a marca de sua escravização pela tirania do ego. Elas não são somente escravas de seu ego; foram também submetidas a uma lavagem cerebral que as forçou a aceitar seu mandato como algo natural e, portanto, enviado por Deus. O ego autoconsciente, em oposição ao ego corporal natural, é um ditador que, por sua natureza, não pode nem pretende desistir do controle.

O maior medo de todos os pacientes é a perda do autocontrole. Os perigos imaginados são a insanidade e a morte. Esse medo se localiza na tensão muscular crônica localizada na junção da cabeça com o pescoço, que é homóloga à tensão na base da coluna, em sua articulação com a pelve. Essas duas áreas de tensão crônica agem para operar a cisão da unidade corporal, ao mesmo tempo em que administram o controle do fluxo de excitação até a mente ou os órgãos sexuais.

Essas tensões cumprem importantes mandamentos da cultura moderna: "não perca a cabeça" e "não se entregue à excitação sexual". No fundo, ambos dizem "mantenha o autocontrole". As tensões tornam o cidadão comum um servo do Estado ou do sistema econômico; para todos os efeitos, um trabalhador. Para que se processe tal mudança, a pessoa deve ser domada da mesma forma como se doma um cavalo selvagem ou um boi para que puxem o arado. Essa domesticação pode trazer seus benefícios, mas exige o sacrifício da liberdade. O nível de tensão na base do crânio e na articulação entre o sacro e a pelve é uma medida da perda de liberdade e da perda do si mesmo. Essas tensões limitam tanto a vivência da liberdade interior como a vivência da alegria. Não sou ingênuo a ponto de acreditar que podemos abdicar de todos os controles impostos pela sociedade aos indivíduos. Entretanto, sem liberdade, não há alegria; sem alegria, a vida não tem sentido.

Ilustrei essa tensão, há alguns anos, em meu próprio corpo. Um certo *workshop* em Santa Lucia, o quinto de uma série no Caribe, havia sido mais estressante e menos prazeroso que os anteriores. Pouco depois de ter voltado para casa, apareceu uma dor forte e persistente nos músculos da nuca. Essa região apresentava uma contração severa, e a dor se estendia pelo meu couro cabeludo. Um amigo que passara por um problema semelhante me disse que aliviava sua dor com duchas quentes nessa parte do corpo. Isso fez sentido para mim, e assim, toda manhã, passei a tomar um banho quente dirigindo a água para o alto das costas e nuca. Essas duchas proporcionaram-me um alívio significativo, mas a dor não desapareceu por completo; então, pedi a Leslie que desse uma olhada na minha nuca. Fiquei surpreso quando ela comentou que havia uma linha vermelha bem visível nessa região. Com um espelho, também consegui ver um vinco horizontal vermelho muito fundo na nuca. Na mesma hora, soube o que havia acontecido: tomei consciência de que tinha contraído meu pescoço numa atitude de obstinação – e pude ver claramente a tensão ali criada.

A maioria das pessoas da nossa cultura vive como sobrevivente, e muitas são gratas por isso. A bioenergética oferece a possibilidade de mais liberdade e satisfação, mas a estrada é dolorosa e longa. Para mim, esse caminho vem sendo percorrido há mais de sessenta anos, e ainda não cheguei ao fim.

Depois de trabalhar com pessoas por mais de meio século e de ter escrito doze livros, acredito que tenha chegado a um certo entendimento do problema humano e formulado os princípios de uma abordagem terapêutica eficiente. Esse livro descreve o processo da terapia e ilustra sua aplicação com as histórias de caso dos clientes. Quero acrescentar que não se trata de uma cura rápida nem fácil, embora eficaz. Entretanto, essa eficácia depende da experiência e do autoconhecimento do terapeuta. Como os problemas com os quais as pessoas se debatem já se estruturaram em sua personalidade há muitos anos, é irreal esperar uma cura instantânea. Milagres raramente acontecem. O único milagre que ocorre regularmente é o da criação de uma nova vida. Em honra a esse milagre, *Alegria* foi escrito.

Convido agora o leitor a ler a seção sobre "Bases da bioenergética", que enfatiza o *grounding*, nossa cultura inibida e a vibração.

Parte 4

Bases da bioenergética

"Respiração completa é a onda respiratória que vai do pescoço até o soalho pélvico e daí aos pés, do mesmo modo como o bebê respira."

"As emoções constituem a vida do corpo; os pensamentos, a vida da mente."

"Os componentes da análise bioenergética são: respirar, chorar, trabalhar os pés para despertar as vibrações e aprofundar as vibrações para que subam pelo corpo, por meio de mais e mais respirações."

"A vida é vibração. Se você não vibra, enfiam seu corpo no fundo da terra porque você está morto."

Alexander Lowen, em entrevistas concedidas em 2003

13

Grounding

É literalmente verdadeiro dizer que a análise bioenergética foi desenvolvida do chão para cima. Quando percebi minha ligação firme com o solo, comecei a estudar de que modo meus pacientes ficavam em pé, que nível de sensibilidade seus pés registravam e que sinais de vitalidade exibiam. O grau de vitalidade constituía uma medida da energia em seus pés. Colocava-os em pé à minha frente, descalços, enquanto estudava a qualidade dessa postura. Não me surpreendia ao ver que eram poucos aqueles com uma boa sensação de ter os pés no chão – claro que todos estavam com os pés no chão, mas não necessariamente de forma sensível. O contato de seus pés com o chão era mecânico e sem vida. Em geral, apresentavam pés pálidos ou brancos, indicando uma diminuição no fluxo de sangue até esses membros da locomoção. Muitos tinham pés chatos; em outros, o arco se mostrava contraído, dando a impressão de não poder deixar o peso do corpo chegar até o chão ou a terra. Na maioria dos casos, podia comprovar distorções no formato dos pés: joanetes, contrações musculares que torciam o pé ou pés desproporcionais (pequenos ou grandes demais) em relação ao tamanho do corpo. Eram raros os pés de bom formato, bom aspecto e com bom tônus vital.

Essas pessoas haviam me procurado em razão de problemas emocionais sérios, que comprometiam sua vida. Muitos eram indivíduos deprimidos, ou ansiosos e assustados, ou ainda tensos e controlados. Meu trabalho com Reich me tornara agudamente cônscio da íntima ligação entre corpo e mente: o corpo é a expressão física da personalidade, da mesma forma que a mente é seu reflexo consciente. Em seu trabalho comigo, Reich percebera claramente minhas tensões corporais, e também a ligação entre elas e meus distúrbios de personalidade. Rapidamente, notara que eu mantinha meu peito cheio, inflado, no que ele sabia ser uma manifestação de medo. Quando reduziu a tensão mobilizando meu peito, fez-me, naquele momento, liberar o medo suprimido, traduzido em um grito.

Sem dúvida, essa experiência dramática abriu uma porta que liberou outros sentimentos e recordações reprimidos, contudo o trabalho não tinha ido longe ou fundo o suficiente. Reich não examinou nem entendeu a dinâmica subjacente em minha personalidade: uma profunda sensação de insegurança. Eu mascarava essa insegurança com inteligência e vivacidade mental, que me permitiam antecipar os problemas e controlar a situação. No entanto, isso não surtia efeito sobre a insegurança. Se minha postura fosse tão forte quanto meu pensamento, eu teria sido um homem muito mais forte e menos amedrontado. Mas como chegar a isso?

Primeiramente, pensei em ficar em pé com os pés afastados, joelhos ligeiramente flexionados e o corpo dobrado para trás. Essa posição me deu uma sensação nítida de ter os pés no chão. Permaneci nela durante vários minutos e depois senti que devia me dobrar para a frente e tocar o chão com a ponta dos dedos das mãos. Desse novo jeito, com meus joelhos um pouco flexionados e os pés paralelos, a uma distância aproximada de trinta centímetros, cheguei ainda mais perto do chão. Mantive essa postura por vários minutos e senti uma vibração involuntária nas pernas, em função do alongamento dos tendões da panturrilha.

Há ainda outra explicação. O corpo vivo está em constante estado de vibração ou pulsação, em geral tão sutil que mal se percebe. Entretanto, quando aumenta a carga de energia nos músculos, esse tremor involuntário se torna forte a ponto de ser visto ou sentido. Esse fenômeno da vibração, que também ocorre sempre que uma carga elétrica trafega por um fio metálico, é responsável pelo zumbido nos cabos elétricos de alta tensão. Como a atividade vibratória do corpo humano é um movimento espontâneo, somos capazes de senti-la, e essa sensação forma a base de nossa autoconsciência. Uma falta completa de sensações denota um corpo morto. Pelo mesmo motivo, pés energeticamente mortos não têm sensação e não dão à pessoa a sensação de estar ligada ao ambiente. Estar ligado ao chão [*grounded*] significa estar em contato sensível com ele. A terra é, literalmente, a fonte e a sustentação de nosso ser. Por essa razão, chamamos nosso globo de Mãe Terra. Somos suas criaturas.

Na realidade, a energia para o desenvolvimento e crescimento é proporcionada por nossa verdadeira mãe. Já no útero, e ainda durante algum tempo depois, estabelecem-se as bases de uma existência independente. Em grande medida, a sensação de segurança na vida depende de quanto a mãe humana fez bem seu papel de proporcionar energia e sustentação nos primeiros meses de vida da pessoa. A qualidade da postura em pé e da segurança reflete, portanto, o apoio recebido nos primeiros anos da infância. Experiências posteriores também afetarão a qualidade da postura e o modo como se fica em pé, mas esses serão efeitos mais superficiais. Avaliamos a qualidade e a quantidade do apoio determinando quão bem a pessoa madura fica sobre as próprias pernas. Embora isto seja axiomático para o pensamento bioenergético, pode levar algum tempo até que os futuros terapeutas ou os novatos consigam realizar essa espécie de avaliação.

Além do sentimento de segurança, a sensação de estar ligado a todos os aspectos e características do próprio ambiente provém da qualidade da postura da pessoa e está intimamente ligada a ela. A pessoa que não experimenta essa espécie de enraizamento em seus primeiros anos de vida geralmente terá a mesma sensação pela vida afora. "Estas são minhas raízes" também se traduz como "Este sou eu". Claro que todas as nossas experiências afetam quem somos, mas nossas primeiras experiências de vida são as que causam o maior efeito.

Se eu observar a maneira como você fica em pé, direi-lhe quem você é. Se você acha que se destaca em sua comunidade, sua postura e a metade de baixo de seu corpo refletirão essa altivez. Não é possível que a pessoa se coloque ereta em cima de pés e pernas fracas, pois esses são os alicerces que sustentam a personalidade adulta. Em muitas pessoas, a fraqueza nas pernas e pés é compensada por um exagerado desenvolvimento do ego. Os indivíduos com poder – na forma de dinheiro, poder político ou posição social – costumam acreditar que são seguros, agindo de acordo com essa opinião. O poder é geralmente usado para compensar uma sensação de inferioridade. Afinal de contas, ninguém fica olhando para os pés de um rei; é sua coroa que chama a atenção e determina sua posição. As roupas encobrem nossa nudez, mas encobrem, igualmente, nossas fraquezas.

A inteligência da pessoa está diretamente relacionada com o grau e a qualidade de seu enraizamento na realidade – ou com seu nível de *grounding*. Pode ser que lhe faltem conhecimentos modernos ou sofisticados, mas ela terá bom senso e tino. A pessoa sofisticada pensa com o cérebro, que funciona como um computador. A pessoa enraizada pensa com o corpo todo, seus sentimentos e sensações participam fortemente de todos os pensamentos. O termo *understanding* [entender] é uma expressão linda, pois denota que o pensamento do indivíduo se baseia em seus sentimentos e sensações, assim como advém deles, de sua sensação de conexão com a Terra e suas criaturas. Não é uma maneira egoísta de pensar, focalizada basicamente no *eu*, mas sim no *nós*. É o que temos em comum com nossos semelhantes que nos torna verdadeiramente humanos. Enfatizar a diferença resulta em perder a sensação de vinculação, que é um atributo do enraizamento na realidade.

As pessoas enraizadas [*grounded*] estão conectadas à terra e ao ambiente natural, ao seu corpo e seus sentimentos e aos seus entes queridos e seus semelhantes. O indivíduo desenraizado é solitário, folha que se desprendeu da árvore, criatura sem lar. O lar de cada um é o seu corpo. Não se ligar de maneira sensível ao próprio corpo significa viver como um espírito desconectado, que flutua pela vida, sem qualquer sensação de pertencer a algo ou a alguém. Todos os pacientes com quem trabalhei sentiam essa desconexão, essa solidão, em alguma medida. É uma forma trágica de ser. O objetivo de meu trabalho terapêutico é ajudar as pessoas a recuperar seu sentimento de ligação com a vida e com os outros. Tornar-se enraizado é a única maneira de recuperar essa ligação.

Perdemos nossas raízes no início da vida, quando nos sentimos com medo e inseguros pela ausência de sustentação. Em momentos de medo, a energia do corpo recua da superfície e se concentra nas partes internas, nas áreas vitais − a saber, o cérebro e o coração. Esse é o reflexo do medo, e podemos senti-lo facilmente apenas imitando a experiência do medo: os ombros sobem, os olhos se arregalam e engole-se ar. Quando vejo um paciente de olhos arregalados, ombros elevados e peito cheio, sei que ele está com medo, quer ele tenha consciência disso, quer não. O movimento do corpo para cima constitui uma reação energética espontânea, que, ao surgir, é vivenciada como medo; no entanto, se a pessoa permanece na situação atemorizante, logo perde a sensação desse medo. Ele então se torna estruturado no corpo como tensão crônica, que, aos poucos, vai se afastando do alcance da consciência.

A pessoa só tem consciência de movimentos corporais espontâneos, o que pode ser facilmente demonstrado. Se deixarmos o braço imóvel durante cinco minutos, perderemos a sensação desse braço; ele ficará dormente. A percepção, a consciência e a sensação dependem, portanto, de algum movimento espontâneo no corpo. Os mortos não têm sensações.

Quando a energia se retira da parte inferior do corpo, em razão de uma experiência de medo, ocorre uma perda do *grounding*. A pes-

166 | Alexander Lowen

soa agora está inibida, em suspensão. Em vez de funcionar com os pés no chão, isto é, com consciência da realidade, ela agora funciona com base em idéias irreais. Agora, seu comportamento passa a ser governado pelo ego consciente de si, e não por suas sensações. Essa é a típica personalidade neurótica dos nossos tempos: o indivíduo inibido, dependente dos valores neuróticos da nossa cultura. Se compararmos esses valores com os que caracterizam a pessoa enraizada em seu corpo e na terra, constataremos devidamente o quanto o indivíduo moderno está suspenso no ar, em suspenso dentro da própria cabeça. A tabela a seguir ilustra isso.

Valores corporais	Valores do ego
Enraizado	Desenraizado
Prazer e amor	Poder e riqueza
Auto-aceitação	Aclamação / fama
Dignidade	Ambição / move-se por objetivos
Graça e graciosidade	Força

Essas comparações nos dão uma imagem do nível de perturbação da pessoa neurótica dos tempos modernos. Sem levar em conta esses fatos, ficaremos enredados nas malhas de nossos próprios jogos mentais, acreditando ser possível resolver nossos problemas com mais conhecimentos ou informações. Precisamos cair na realidade, na realidade de nosso corpo e de nossa relação com a terra. Já não somos indivíduos terrestres, mas, para muitos, essa parece uma longa e tenebrosa descida; descer, afinal, evoca o medo de cair.

O exercício de *grounding* anteriormente descrito mostrou-se demasiado fraco para efetuar mudanças significativas. Contudo, desde que a bioenergética introduziu o conceito inédito e os exercícios inovadores do *grounding*, a condição humana deteriorou-se consideravelmente. As pessoas estão ainda menos em contato com seu corpo e sensações do que entre 1953 e 1959, quando a bioenergética foi criada. Esta é uma cultura cerebral. A maioria das pessoas que vivem nela se orienta pela cabeça. Usam sua vontade no vão esforço de recuperar a vitalidade de seu corpo, e a vontade é um instrumento do ego que afasta a pessoa do contato com o corpo e as sensações. Não se soluciona esse problema na cabeça, mas do chão para cima. Devemos começar pelos pés.

Uma das formulações básicas da análise bioenergética é a existência de uma onda energética de excitação no corpo de todos os animais multicelulares. Essa onda flui longitudinalmente, de cima para baixo, através do corpo, da cabeça aos pés, e depois no sentido inverso, de baixo para cima, dos pés para a cabeça, numa pulsação rítmica. Descrevi essa pulsação energética pela primeira vez no livro O *corpo em terapia*. As ondas respiratórias são aspectos da pulsação energética, em que a inspiração está associada ao fluxo ascendente da onda, e a expiração faz parte do fluxo descendente da excitação. Inspirar requer uma contração dos músculos apropriados da respiração, ao passo que a inspiração é um processo de relaxamento. Pulsantes por sua natureza rítmica, os fluxos ascendente e descendente são iguais no que se refere à intensidade e à plenitude. Esse princípio está na base da constatação comum na bioenergética de que a carga nos olhos é igual à carga nos pés. Sempre que realizam um trabalho intenso com a respiração e o *grounding*, de tal modo que os pés aumentem a carga energética, as pessoas relatam uma significativa melhora na visão. Seus olhos parecem mais brilhantes e mais intensos.

O trabalho corporal, parte integrante da bioenergética desde o princípio, já ajudou muitos pacientes. Um cliente aplicou esses exercícios pouco antes do teste de que participaria para um papel como cantor numa comédia musical. Enquanto os concorrentes aqueciam a voz na coxia, ele se inclinou para a frente e tocou o chão com as pontas dos dedos, concentrando-se na respiração. Quando os outros foram chamados para cantar, tinham a voz tensa, estressada, ao passo que a dele estava relaxada. Orgulho-me em dizer que ele conseguiu quase todos os papéis para os quais se candidatou e se tornou uma estrela de comédias musicais.

Embora essa flexão para a frente tenha me ajudado bastante nos últimos quarenta anos, o exercício não conseguiu resolver por completo minhas inseguranças nem as de meus pacientes. A maioria até desenvolveu vibrações nas pernas, mas essas não se estenderam aos pés. Tornou-se evidente que não tinham sensações fortes nos pés. A fim de potencializar os resultados, pedi que fizessem o exercício ora sobre uma perna, ora sobre a outra. Ao erguer uma perna para trás e tirá-la do chão, conseguíamos aumentar a pressão na perna de apoio, gerando vibrações mais fortes e mais sensações naquele pé. Empreguei essa modificação eficiente com todos os pacientes. As pessoas desenvolviam sensações mais intensas no pé de apoio, contudo os resultados ainda estavam aquém do necessário.

Alguns anos antes, uma experiência me surpreendeu e encantou. Caminhando devagar por uma estrada vicinal, próxima da minha casa de praia, senti uma onda de energia fluindo por meu corpo, que teve como efeito me endireitar e dar a sensação de estar pelo menos cinco centímetros mais alto. Minha cabeça parecia mais alta, e essa era uma sensação nova e excitante. Conscientemente, não fizera nada para produzir tal reação. Embora não tenha conseguido reproduzi-la, nunca mais esqueci essa experiência.

Conhecemos a lei da física segundo a qual "toda ação implica uma reação". Se empurrarmos o chão, ele nos empurrará de volta. É esse o princípio do motor dos foguetes: a descarga de energia de um avião a jato empurra a aeronave para a frente. Essa lei opera sempre que caminhamos, por exemplo. Não nos erguemos do chão; empurramo-nos para cima e para a frente toda vez que damos um passo. Essa não é uma ação consciente, mas é inerente à capacidade de andar. Felizmente, a maioria das pessoas consegue andar sem pensar nisso deliberadamente, o que torna caminhar um dos prazeres da vida. No entanto, até mesmo quando andamos com uma clara consciência de nossos movimentos, essa não é uma operação puramente mecânica.

Dirigir a atenção para uma parte do corpo significa focalizar energia nessa região. Quando estendo minha mão de modo descontraído e concentro a atenção nos dedos, eles começam a formigar e vibrar. O que fiz foi dirigir uma corrente de excitação até a mão. Geralmente, não é necessário concentrar conscientemente a atenção numa parte do corpo para senti-la. As correntes de excitação fluem através do corpo vivo, sem a intervenção de qualquer pensamento ou ato consciente. Essas correntes de excitação constituem a base da vida involuntária do corpo. Se o fluxo é livre e cheio, a pessoa vivencia um momento de prazer ou, dependendo da intensidade da excitação, de alegria. Tensões musculares crônicas bloqueiam esse fluxo e podem nos causar dor. Em muita gente, a tensão na musculatura é crônica, e a ausência do fluxo resulta numa perda de sensação ou num estado de amortecimento.

A maioria das pessoas não sente os pés enquanto anda – e literalmente não sente os pés no chão. Para elas, o fluxo da excitação que atravessa as pernas até os pés sofre severa limitação e não pode ser aumentado conscientemente. A ação consciente é deliberada, não é o fluxo livre e espontâneo experimentado como prazer, ou seja, como sensação. O fluxo da excitação é como água escorrendo pelo cano. Uma restrição no final do cano controla a extensão do fluxo. A parte carnuda da sola do pé influencia o fluxo da excitação pela perna; se os tecidos dessa região estiverem contraídos, a energia de excitação não sai para fazer contato com o chão. A pessoa não se sentirá ligada ao solo porque o contato foi mecânico, não sensível. Como não há sensação quando o contato é mecânico, o indivíduo não sente a parte carnuda do pé e não sabe onde ela fica. Muitas pessoas acham que o arco do metatarso é a parte carnuda; as que têm sensação na sola dos pés, porém, indicam um ponto próximo do arco, cavado na base da parte carnuda. E que essa é a área que pode demonstrar facilmente os pés. Se eu pressionar essa região com o dedo dobrado, a pessoa sentirá dor em função da contração, mas também sentirá a carga que passa pelo pé e flui perna acima.

Também é possível ter a sensação dessa área pressionando o pé contra qualquer objeto redondo pequeno, como uma bolinha de gude ou a aresta de uma mesa baixa (se alguém a mantiver firme no lugar). Em meu consultório, uso o apoio de braço de uma cadeira de madeira na qual costumo me sentar.

A mão, também um membro que faz contato com os objetos do mundo e nos conecta a ele, desempenha uma função semelhante à da parte carnuda do pé. Na mão, esse ponto se situa logo atrás do arco dos metacarpos. Pressionando um dedo dobrado nessa região, a pessoa é capaz de perceber uma onda de sensação se deslocando pelo braço. Se os tecidos da mão estão contraídos, essa pressão causa dor. Não há dor, porém, quando a pessoa aprende a relaxar essa área, tanto na mão quanto no pé.

Depois que o paciente aprende onde fica a parte carnuda do pé, passo-lhe alguns exercícios simples para ajudar a liberar a tensão nessa área. Oriento-o a se sustentar em pé sobre uma perna só, equilibrando-se com o apoio dos dedos das mãos no chão, e peço que levante ao mesmo tempo os dedos e o calcanhar. Desse modo, ele encostará ainda mais a parte carnuda do pé no chão. Balançando-se sobre os pés, ele poderá realmente sentir a parte carnuda deles tocando o chão, acompanhando também a carga energética que sobe pelas pernas até os quadris. Em seguida, ele troca a perna de apoio e repete o processo do outro lado. Esse exercício proporciona muito mais sensações e excitação às pernas e aos pés do que a forma mais simples de se curvar para frente.

Ao fazer esses exercícios, constato que meus pés ficam mais vivos e minhas pernas, mais relaxadas. Os dois exercícios aumentam a vibração nas pernas, indicando estar em movimento uma carga mais forte. Os pacientes que os realizam, durante as sessões de terapia e em casa, relatam uma sensação de maior conexão com pés e pernas, que se traduz numa maior sensação de segurança.

Pratico-os quase todas as manhãs. Já sou um homem mais velho, então percebo que minhas pernas e pés não são mais tão flexíveis e

Uma vida para o corpo ‖ 171

soltos quanto antes. Quando consigo mantê-los flexíveis e com carga energética, caminho como uma pessoa mais jovem. Também faço outro exercício de *grounding*, que aprendi há alguns anos com um parceiro de bioenergética. Ele aprendera esse movimento num *workshop* para dor lombar, ministrado por um grupo de médicos osteopáticos. Usando a postura básica do *grounding*, a pessoa se inclina para a frente e toca o chão com a ponta dos dedos, empurrando fortemente a parte carnuda da sola do pé contra o chão. Ao mesmo tempo, gira essa parte do pé de modo que o quadril fique ligeiramente virado para o mesmo lado da pressão. Em seguida, repete o processo para o outro lado. O movimento dos quadris deve ser realizado apenas por meio da ação dos pés. Esse exercício tem efeito muito positivo sobre a articulação do quadril, uma vez que o movimento nessa junta não depende de qualquer espécie de pressão na região. A pessoa sente o quadril se soltar e a pelve se encher de vida.

Os indígenas andam com um jingado que não é consciente, mas resulta de uma mudança dinâmica, conforme a energia ou excitação é canalizada para cada perna, alternadamente. Pessoas de países desenvolvidos caminham com muito mais rigidez e de forma excessivamente mecânica. Nossos quadris estão imobilizados e é preciso fazer um esforço deliberado para criar o movimento oscilatório. Essa imobilidade pélvica, em minha opinião, é o fator responsável pela doença degenerativa dos quadris que afeta tantos idosos em nossa cultura.

Depois de trabalhar com esses exercícios por muitos anos, precisei encarar o fato de que minha terapia não conseguia, realmente, causar as mudanças necessárias nos pacientes, mudanças que os fariam se sentir mais realizados. Entendera, até certo ponto, que a estrutura de caráter neurótica era um estado imobilizado, como se a pessoa tivesse recebido um choque em algum momento do início da vida.

Nunca fracassei realmente a respeito de qualquer situação importante para mim. Em 1990, porém, comecei a perceber que estava fracassando tanto em meu casamento quanto em meu trabalho como terapeuta. Minha habilidade intelectual camuflara uma imaturidade

172 | Alexander Lowen

de personalidade. Devido aos diversos livros populares que escreve-ra e à organização internacional amplamente respeitada que criara, muitas pessoas me consideravam um sucesso. Para voltar à Terra, tinha de abrir mão das armadilhas do sucesso. Isso implicava mudanças que incluíam minha renúncia ao posto de diretor-executivo do Instituto Internacional de Análise Bioenergética. Os resultados foram positivos. Sentia-me uma pessoa mais livre não sendo mais responsável pelo instituto. Continuei meu trabalho como terapeuta bioenergético e também mantive alguns *workshops* no instituto. Durante muito tempo, permanecera em estado de choque, o que havia me impedido de enxergar mais a fundo a dinâmica de meus problemas. A questão continuava sendo o *grounding*, mas eu precisava de uma técnica capaz de romper com esse estado de choque.

Para tanto, introduzi um novo exercício, que tornou muito mais eficiente o trabalho corporal da bioenergética. Nele, a pessoa põe a parte carnuda do pé sobre uma bolinha de golfe. Ao colocar seu peso nessa bolinha, uma forte carga de energia é enviada para o corpo; em certos casos, sacudindo-o literalmente de cima para baixo. Isso pode ser muito dolorido, mas esse efeito consegue atravessar barreiras que fazem o corpo vibrar fortemente, podendo levar o indivíduo ao ponto de chorar. A pessoa deve manter o pé na bolinha de golfe até não mais agüentar a dor e, então, mudar para o outro pé. Meus pacientes realizam esse exercício duas vezes com cada perna, experimentando uma forte sensação na parte carnuda da sola do pé ao retirarem a bolinha. Após esse exercício com a bola de golfe, qualquer um dos outros exercícios de *grounding* surte um efeito potente no corpo todo – e pode ajudar a despertar o efeito da *kundalini*. Sem a bola de golfe, é difícil conseguir aumentar significativamente a carga da *kundalini*. Eu faço diariamente esse exercício até atingir um ponto de dor intolerável, o que só me custa alguns minutos.

O exercício de *grounding* ajuda a pessoa a se abrir para sensações mais profundas; quando aplicado com exercícios de respiração e vibração, tem-se uma experiência corporal total de encher-se de vida e energia. Para mim, as mudanças nos pacientes são visíveis a cada sessão. Eles sentem os pés tocando o chão. Por meio de sua conexão com o solo, sentem que estão ligados ao corpo todo. A respiração e o choro também se mantêm fatores básicos ao processo, porque liberam a tensão na metade superior do corpo. Já os exercícios sexuais, conhecidos como arco pélvico, ajudam a abrir mais plenamente a área pélvica. O trabalho corporal na bioenergética é sempre coordenado com o trabalho analítico de ajudar o paciente a compreender o comportamento neurótico devido ao trauma pelo qual passou no início da vida. Esse entendimento, porém, torna-se um processo de crescimento, à medida que cada nova experiência de vitalidade e prazer lentamente transforma o corpo e a personalidade da pessoa.

O segredo é manter-se plenamente em contato com o corpo e consigo mesmo, expressando-se sempre de forma livre. O que torna fazer terapia mais fácil para mim são os benefícios sentidos por meus pacientes a cada sessão e, com o tempo, as mudanças visíveis que percebo neles. A perda da segurança não é o único preço que pagamos por um modo de vida que não tem raízes na terra. Se observarmos pessoas caminhando na rua de qualquer grande cidade, notaremos que seus movimentos são determinados e fruto de esforço. Para a maioria, andar não é uma atividade prazerosa; elas caminham para chegar a algum lugar, ou como exercício. Por isso, sentem pouco prazer e andam sem graciosidade – e essa não é uma perda insignificante. Os movimentos graciosos são uma característica básica do indivíduo conectado ao corpo e à terra. Quando a pessoa se move de maneira graciosa, está em contato com os ritmos mais profundos da vida. A falta de graciosidade aponta para um indivíduo estranho a seu universo; em vez de completamente à vontade em movimentos que fluem, ele é inseguro e inflexível.

A natureza da graciosidade reside em sentir que temos o apoio e o alento de nossa grande mãe, a Terra. O poderoso Hércules não conseguia matar Anteus, filho da Mãe Terra; toda vez que Hércules o derrubava no chão, ele se erguia revigorado e ainda mais forte, graças ao contato com a mãe. Hércules sempre perdia as batalhas, até que percebeu quem era Anteus. Então, em vez de derrubá-lo no chão, Hércules segurou o filho da Mãe Terra suspenso no ar − e assim o matou. Nossa força vem da terra, assim como a das árvores. Se nossas raízes com a terra forem cortadas, morreremos; não a morte física, mas a morte energética ou espiritual. Isso se aplica a muitas pessoas que vivem apenas com a cabeça, cuja vida gira em torno de alcançar poder, contar realizações e obter notoriedade. Essas são as personalidades narcisistas de nosso tempo, ou as personalidades esquizóides desconectadas do corpo e suas sensações. A maioria das pessoas nesta cultura não se percebe conectada e não sente os pés plantados no chão. Logo, é importante que, na terapia, focalizem o problema da perda da sensação de onde estão seus pés.

É interessante especular como a parte carnuda da sola dos pés funciona, para proporcionar essa conexão. Eu vejo a imagem de uma onda de excitação que flui para baixo, pelas pernas, num movimento espiralado. Afinal, todos os movimentos vivos têm sentido espiralado. A vida não acontece em linha reta. A parte carnuda da sola do pé é como um vértice que concentra e descarrega o fluxo. A descarga acontece num movimento inverso, para cima, pelas pernas, chegando até a virilha − várias vezes, experimentei em mim mesmo esse movimento ascendente. Contudo, não é em todos os casos que ele se detém na pelve ou na virilha. Já a onda de retorno se movimenta para cima, pelas costas, até a cabeça. Há um ponto, no alto da cabeça, paralelo ao vértice da parte carnuda da sola do pé. Esse outro vértice se localiza no couro cabeludo, onde o cabelo gira em redemoinho ao redor de um ponto central, o qual também é um ponto de descarga. Quando uma carga energética forte flui para cima e para fora desse vértice, dizemos que a pessoa "perdeu o controle". Um grito intenso e altamente carregado, que soa como o barulho de uma sirene, representa o ato de perder o controle. A capacidade de gritar no mais alto nível de intensidade corresponde à mesma ação de descarga que ocorre na parte carnuda da sola do pé. Os adultos sem *grounding* não conseguem gritar. Os bebês e crianças não têm *grounding* no que diz respeito ao contato de seus pés com a terra; têm-no apenas em relação à sua mãe biológica. Quando esse relacionamento se perde, a criança recolhe sua energia e se torna autista; numa criança muito pequena, dar-se-á um caso de depressão anaclítica.

O corpo tem ainda outras *esferas de energia*, nas quais o fluxo de entrada e saída do organismo é mais forte. Consideremos os olhos. Podemos afirmar tranqüilamente que o olho é uma bola – por isso, chamado *globo* ocular. Suas funções se assemelham às da parte carnuda do pé. O olho é o ponto de nossa ligação visual com o mundo em que estamos, e trata-se de fenômeno observável o fato de que a energia nos globos oculares equivale à energia da parte carnuda da sola dos pés. Como disse anteriormente, sempre que um paciente faz os exercícios de *grounding* para aumentar a carga na região dos pés, os olhos ficam mais brilhantes e a visão melhora. Todos os pacientes com quem trabalhei relatam o mesmo fenômeno, e eu o comprovei em cada um dos casos.

O corpo precisa de equilíbrio energético. Reich afirmou o mesmo em suas palestras na New School em 1940, embora tenha usado frases diferentes. A carga e a descarga energéticas devem ser iguais. Se a carga de um indivíduo aumenta para além de sua capacidade de descarregá-la, ele se torna desequilibrado, seus movimentos, caóticos – e ele se sente desorientado. Se a descarga de energia é maior do que o teor de carga absorvida, a pessoa enfraquece e morre. Os desequilíbrios podem ocorrer, como de fato ocorrem, mas são rapidamente remediados pelos processos de auto-regulação do corpo.

O que eu disse a respeito da energia nos olhos ser igual à energia na parte carnuda dos pés se aplica igualmente às esferas sexuais: testículos e ovários. O indivíduo vigoroso é, sem dúvida, sexualmente ativo. A excitação sexual faz os olhos brilharem. A pessoa com *grounding* é mais viva sexualmente, e seus olhos entram vigorosamente em contato com a pessoa para quem estiver olhando. Ela está conectada em todos os níveis.

Não quero dar a impressão de que se tornar conectado aos outros, sexualmente vivo e com um bom *grounding* seja um processo rápido ou fácil. O fluxo de excitação no corpo da maioria das pessoas passou a ser restrito e bloqueado por severas contrações musculares crônicas. Essas tensões servem ao propósito de eliminar e limitar as sensações. Ninguém limita ou restringe a própria vida a menos que seja imperativo para sua sobrevivência. Mas é grande o medo de se tornar um sistema mais vivo e passar a sentir medo, amor, raiva e tristeza, desistindo das defesas neuróticas do caráter. O medo de se entregar às sensações, à vida e ao corpo é endêmico nesta cultura, que denigre o corpo em favor da mente. Nela, o pensamento do indivíduo é superior a seus sentimentos e sensações, o poder é mais importante que o prazer, e *fazer* é que dá sentido à vida, não *ser*. Essa atitude caracteriza a pessoa narcisista, que agora se tornou personalidade dominante em nossa cultura.

14
Nossa cultura
em suspensão

A pessoa que não tem os pés no chão está em suspensão. Estar em suspensão é uma condição psicológica, ao passo que não estar enraizado é um estado físico. Ambos se complementam, à medida que são dois aspectos do mesmo estado de não estar conectado plenamente à realidade do próprio ser. Em relação a esse problema, a bioenergética usa uma dupla abordagem: a física, conforme já descrevi, e a psicológica, baseada na compreensão da natureza dos bloqueios da pessoa. Aplicar abordagens duplas é como ter duas pernas sobre as quais andar. A pessoa que só usa uma para se deslocar pode até avançar, mas de forma bastante limitada. Trabalhando com um problema tanto física quanto psicologicamente – em comparação com a utilização de apenas uma dessas duas abordagens –, certamente lidaremos de maneira mais eficiente com a ausência de conexão entre o *eu* e os *outros*.

Estar em suspensão significa não conseguir se mover na direção da realização das metas de vida. Não é fácil se livrar de condição tão estagnada. O fluxo de excitação no corpo está imobilizado e não chega até os pés – condição necessária para haver movimentos espontâneos. Tal fluxo também não chega à cabeça, na qual poderia ativar um processo espontâneo de pensamentos capaz de promover o entendimento do que está em suspensão, por que motivo e o que pode ser feito para se livrar desse cerco. Um caso é emblemático desse problema e de sua resolução. Max, sujeito de mais ou menos 50 anos, procurou-me em função de dificuldades no relacionamento com uma mulher que acreditava amar muito. Dizia que sentiam prazer com sua vida sexual e que não conseguia entender por que ela estava descontente e queria sair com outros homens. Logo notei que Max não tinha *grounding* suficiente. Os exercícios destinados a trazer mais energia até suas pernas e permitir que as sentisse mais ajudaram a desenvolver vibrações nelas. Com isso, sentiu-se mais vivo e um pouco mais esperançoso de que seria possível solucionar seu problema. No entanto, continuava se queixando de que não entendia o que havia de errado no relacionamento com a namorada. Indicar que ele não tinha *grounding* suficiente e que, por isso, não era suficientemente viril não ajudou muito. Ao analisar novamente seu corpo, percebi que apresentava forte contração tensional no alto das costas. Era encurvado e arredondado como um monte. O pescoço, curto e de aspecto frágil, subia por trás do monte e sustentava a cabeça, que parecia desligada das costas; olhando para elas, vi que a linha dos ombros era reta e rígida. Eu já descrevera esse padrão tensional em um de meus primeiros livros, *O corpo em depressão*, como "postura do cabide", porque o corpo parece um cabide de casaco segurando a pessoa em pé. (Há alguns anos, montaram um espetáculo *off-Broadway* intitulado *Oh Dad, Poor Dad, Mama's hung you in the closet and I'm awfully sad* – "Oh papai, pobre papai, a mamãe pendurou você no armário e eu lamento muitíssimo".)

Max fora pendurado pela mãe: seu objetivo era fazê-la feliz, coisa que o pai não conseguira. O pai de Max era um sujeito egocêntrico, ou narcisista, que só pensava em alavancar a própria carreira. Percebendo a infelicidade da mãe, Max se comprometera a garantir sua felicidade. Ao assumir esse papel, podia se ver como alguém superior ao pai. Embora não tivesse conseguido fazê-la feliz, esse compromisso ficou estruturado em sua personalidade, dominando seu comportamento adulto perante todas as mulheres. Inevitavelmente, esses relacionamentos acabavam por não satisfazer nenhum dos dois e, depois de algum tempo, iam por água abaixo. Max, no entanto, não conseguia compreender a razão disso tudo, já que seu desejo de ajudar cada uma delas lhe parecia genuíno. Mas era, de fato, genuíno? Será que não decorria da necessidade de, quando criança, sentir-se próximo da mãe? E será que, numa perversão do relacionamento normal mãe–criança, cuja dinâmica saudável seria o desejo da mãe de estar disponível para o filho, não o contrário, servi-la não era a única maneira de viver essa proximidade?

À descrição do corpo de Max devo acrescentar ainda sua pesada massa muscular no alto das costas. Elas ficavam erguidas, em manifestação corporal de raiva. Nos animais, esse movimento associa-se à ereção dos pêlos e à exibição hostil dos dentes, como aviso de que o animal está pronto para atacar. Por outro lado, os ombros suspensos de Max denotavam uma expressão de medo. Essa postura está ligada à raiva suprimida, cuja manifestação foi bloqueada por um medo maior ainda. Todavia, nem a raiva nem o medo são realmente vivenciados porque o padrão da tensão muscular que mantém essa postura é crônico e imobilizado. Não é possível sentir o que não se move. Max não se sentia em suspensão, da mesma forma que não sentia a própria falta de *grounding*. Como solução, deveria usar o exercício de *grounding* para intensificar a sensação em suas pernas e pés e para criar uma sensação mais presente de segurança. Ao mesmo tempo, seu conflito de personalidade no relacionamento com as mulheres precisava ser analisado, de modo que Max conseguisse compreender a dinâmica de seu bloqueio.

Tal bloqueio também ocorre em mulheres com essa mesma postura corporal – ombros arqueados e costas altas, formando uma corcova –, coloquialmente chamada de "corcunda de viúva". Esse padrão de tensão apresenta, nas mulheres, a mesma dinâmica que nos homens: o desejo da criança de agradar o pai, associado ao medo do ciúme da mãe, encobrindo uma raiva profunda do pai por seduzir a criança. Essas dinâmicas advêm do complexo de Édipo, já descrito anteriormente. A mãe seduz o menino para um relacionamento sexual que não é posto em prática, mas mantém a criança em suspensão, limitando sua capacidade de se entregar plenamente a uma mulher. Acredito que esse fator possa contribuir para o desenvolvimento da homossexualidade em homens e mulheres. O comportamento sedutor dos pais em relação aos filhos debilita sua capacidade de estabelecer uma ligação com o chão, que se reflete, depois, na incapacidade de se entregar completamente à excitação sexual.

No livro *Medo da vida*, discuti mais extensamente a dinâmica da situação edipiana, que constitui elemento relevante em todas as famílias civilizadas. Inevitavelmente, ele desempenhou papel importante em minha formação. Já narrei numa oportunidade anterior como minha mãe esperava que eu lhe oferecesse a realização como mulher. Deveria me tornar o sucesso que meu pai não fora. Para mim, essa instigação representava em certa medida uma sedução sexual, que me excitava sem, porém, chegar a ser genital. Ainda bem pequeno, podia deitar a seu lado na cama – sempre de costas – e conseguia sentir excitação sexual com essa situação, ainda que só tivesse três anos. Ela negava qualquer interesse sexual. Conquanto se preocupasse bastante com a função anal, minha mãe considerava a sexualidade uma coisa suja. Isso despertou em mim grande curiosidade pelas partes íntimas das mulheres; contudo, tal interesse também me fazia sentir constrangido e sujo, em algum sentido. Minha curiosidade pelos genitais femininos se manteve viva até a puberdade. Quando comecei a me masturbar, a ansiedade aumentou consideravelmente. Não conseguia mais controlar meu desejo. Minha mãe agia como se não percebesse nada, e meu pai me contou uma história sobre um parente que ficou louco porque não conseguiu parar de se masturbar.

Conforme relatei em capítulos anteriores, a adolescência foi um período difícil para mim. À medida que me transformava num jovem adulto, a vida não se tornava muito fácil. Além do interesse pelos esportes, o sexo dominava meu dia-a-dia, e não de maneira positiva, como fonte de satisfação e alegria, mas como necessidade e constrangimento que, às vezes, chegavam a ser dolorosos. Não saí desse período atormentador antes de estar com 20 e poucos anos e ter minha primeira namorada.

Ao longo de toda a juventude, estive em suspensão por causa do sexo, de maneira muito dolorosa. Foi o contato com Reich que me ajudou a me sentir "normal" a respeito dos desejos sexuais. E foi a ligação com Leslie e nosso casamento que me ajudaram a usufruir do calor do amor e do sexo. Contudo, permanecem alguns desafios; lembro-me de ter acordado uma manhã com a mão no pênis, ao mesmo tempo em que me ocorria um pensamento: "Eu não devia estar fazendo isso". O tormento da vergonha e do constrangimento não me havia abandonado completamente. Até que esses sentimentos tenham se dissipado, não encontrarei a graciosidade que busco e necessito. Escrever esta autobiografia vem me ajudando imensamente nessa busca.

Terminei entendendo a ligação entre o constrangimento do indivíduo moderno e suas pendências com o sexo. Desde que o código da moral vitoriana caiu por terra, homens e mulheres podem se entregar livremente aos desejos sexuais, como e quando bem entenderem. Poder-se-ia pensar que sua vida sexual tenha passado a ser prazerosa e gratificante, mas, estranhamente, não é esse o caso. As pessoas têm mais pendências sexuais que nunca. Essa situação parece relacionar-se com a moralidade que remove todas as limitações sobre a exibição pública das questões sexuais. No entanto, a ausência de limites e códigos morais para o comportamento sexual cria um problema nefasto, que dá margem a uma questão pior do que aquela que pretende solucionar. Em outras palavras: não há liberdade sem controles, sem limites. Não se pode encher uma taça rasa. Não há transcendência sem um ego que crie um *self*. Só somos verdadeiramente livres quando fiéis à nossa natureza. O problema do sexo é que sem amor ele não tem sentido. Seu sentido é diretamente proporcional

182 | Alexander Lowen

à quantidade de amor que as duas pessoas trazem para o ato sexual. Sem amor, o sexo é como a água que passa. Oferece algum alívio, mas não realização. A perda de uma ligação forte e vital com a terra e com o corpo resulta numa diminuição da carga sexual. O indivíduo moderno não tem raízes fortes em sua natureza sexual. Isso se reflete, por exemplo, na tendência atual de se vestir de uma maneira que pode ser descrita como unissex. Usar calças jeans é a manifestação unissex típica. Além disso, a perda da distinção entre homens e mulheres se manifesta em outros aspectos da vida, notadamente no mercado de trabalho, onde agora se espera que as mulheres se comportem como os homens. Mas é na esfera sexual que essa perda das distinções se mostra mais destrutiva. Não estou defendendo a adoção de um duplo padrão de moralidade para os sexos, que já foi descartado por ser uma forma de discriminação. Homens e mulheres devem ser igualmente livres para expressar seus desejos sexuais. No entanto, o ato sexual é uma vivência tão íntima que reduzi-la ao vale-tudo priva-a da paixão necessária à experiência de transcendência e alegria que só o ato do amor sexual pode proporcionar. O ato fisiológico do sexo em si não proporciona carga capaz de elevar o espírito a maiores alturas. Essa carga é a sensação do amor, que pode elevar o espírito da pessoa a alturas sublimes, mesmo sem contato sexual. O amor acoplado ao ato explosivo da intimidade sexual pode produzir uma carga capaz de colocar em órbita o espírito humano.

A sexualidade tem sido vulgarizada por esta cultura cujos valores predominantes sobre a vida são irreais. Valores tais como sucesso, poder, fama, riqueza, grandes casas e outros artigos dispendiosos nada têm que ver com os valores do corpo. Nenhuma dessas coisas aumenta o prazer físico de quem as possui. Uma casa sensacional certamente não aumenta a saúde do proprietário. Esses objetos ou posses, tão desesperadamente procurados, só importam para o ego, uma vez que seus valores só existem na mente, não no corpo. Já os

Uma vida para o corpo || 183

valores corporais apresentam ligação direta com as sensações corporais. Identifico três exemplos deles: (1) postura ereta digna; (2) movimentos graciosos; (3) discurso íntegro. Aquele que possui tais qualidades é abençoado com uma sensação de alegria que ilumina sua vida como um sol.

O homem moderno fica preso a esses valores egóicos, pois perdeu seu senso de realidade quando perdeu contato com as realidades da vida: sentir o chão em que pisa, experimentar a alegria de estar cheio de vida e em sintonia com o próprio corpo, sentir amor por todas as criaturas, pequenas e grandes. Em minha opinião, o homem moderno está suspenso em seu ego.

Não prego o amor porque palavras são impotentes para afetar as sensações mais profundas do corpo, aquelas inerentes a seus processos naturais, como os batimentos rítmicos do coração, a pulsação da respiração, a vibração rítmica de todas as suas células. Na qualidade de seres dotados de sensibilidade, temos consciência dos movimentos que almejam promover maior contato do organismo com o ambiente. Sensações dolorosas advêm de movimentos de recuo perante o contato com o mundo externo (a saber, movimentos de contração). Por outro lado, movimentos de direção expansiva causam-nos sensações prazerosas. Simplificando: no amor, expandimo-nos e, no medo, contraímo-nos.

Essas pulsações básicas (expansão e contração, prazer e medo) são inerentes ao processo vivo, desde o simples plasma, como o dos fungos, até as formas superiores de vida, incluindo o homem. Nas formas evoluídas e altamente organizadas de vida, os movimentos espontâneos associam-se ao fluxo dos fluidos corporais, através dos diversos canais do corpo. O fluxo do sangue, por exemplo, é pulsátil − expandindo-se e contraindo-se −, mas também tem direção, seguindo do coração para os órgãos periféricos e depois voltando. Experimentamos esses movimentos como um fluxo da excitação no interior do corpo. Nos organismos mais evoluídos, tal fluxo apresenta direção longitudinal, da cabeça para trás e para baixo e depois no sentido inverso, para a frente e para cima. Entretanto, sendo ele pulsátil, também não pode fluir mais num sentido que no outro. No ser humano, o fluxo da excitação até a cabeça não pode ser maior do que o fluxo na direção dos pés, assim como podemos dizer que o fluxo da excitação até os órgãos genitais não pode ser maior do que o fluxo de excitação até os olhos.

A pulsação longitudinal, da cabeça para os pés e vice-versa, é o sinal distintivo da pessoa saudável, conectada ao corpo e à terra. A ligação profunda com o corpo constitui a base do sentimento de amor, uma vez que está centrada no coração. Amar é sentir-se ligado, pelo coração, ao coração da pessoa amada. Quando se amam, dois corações batem em sintonia, no mesmo ritmo. Para que isso aconteça, o coração deve estar aberto. O coração fechado não sente amor porque não consegue se conectar ao coração de outra pessoa. Dois corações batendo como um só, eis o refrão dos enamorados. O bloqueio do coração começa no pericárdio e nos músculos da cavidade torácica. Tensões musculares crônicas nessa região trancam o coração num recipiente rígido, que limita sua capacidade de se sentir conectado à vida e conduz a uma profunda sensação de solidão. Agravada ao extremo, essa condição pode levar a uma cardiopatia ou mesmo à morte. Interesso-me, pelo relacionamento entre o amor e o *grounding*, ou entre a falta de amor e a perda do "próprio chão". Para a maioria das pessoas desta cultura, tal processo começa no início da vida.

Quando o bebê nasce, seu chão é o corpo quente e amoroso da mãe. Na maioria das culturas anteriores ao século XX, o bebê permanecia ligado ao corpo da mãe, levado em suas costas, às vezes por até três anos. As mulheres indígenas dos Estados Unidos carregavam seus filhos num cesto, nas costas, enquanto cuidavam de seus afazeres. As mexicanas levavam seus bebês num xale enrolado em volta do corpo. Assim, a mãe podia amamentar o rebento sempre que ele precisasse. Amamentar o bebê é oferecer-lhe o mais íntimo contato com a mãe, depois de sua saída do ambiente quente e seguro do útero. Com esse arranjo, a mãe podia cuidar do trabalho familiar necessário, sem interromper esse contato vital para a criança. Infelizmente, o contato muito próximo não é prática comum na cultura ocidental. Nela, os pequenos são colocados num berço a fim de liberar a mãe para se ocupar de outras tarefas, e o aleitamento se tornou prática incomum.

Eu não me sentia com *grounding* porque não era capaz de me entregar plenamente à vida. Como tantos outros cuja necessidade infantil de ser amado incondicionalmente não fora atendida, eu acreditava que sucesso, conquistas e reconhecimento público me garantiriam amor e segurança. Não deu certo. Entretanto, para minha sorte, eu já compreendera a importância de me manter em contato com meu corpo e de resolver meus problemas nesse nível. O problema era a insegurança e o medo, oriundos da falta de um *grounding* completo; até mesmo meus esforços com os exercícios de bioenergética não haviam sido bem-sucedidos. Eu estava em suspensão e sem plena consciência disso. Justificava minha ambição com a idéia de que tinha muito a oferecer ao mundo, como a perspectiva bioenergética da personalidade humana. Embora isso possa até ser verdade, não justifica seu uso para a sustentação do meu ego. Um ego saudável não precisa de ajuda para manter o auto-respeito na realidade do corpo e suas sensações. Por isso, voltei-me para o corpo e para os exercícios de *grounding*, que realizo praticamente todos os dias.

O indivíduo que não depende de valores egóicos é capaz de se abrir e se doar mais plena e generosamente a todas as atividades e relacionamentos. Isso é amor, pois envolve um coração aberto. De coração aberto, a quantidade de amor que a pessoa sente e recebe em um relacionamento é proporcional à excitação e ao prazer que o relacionamento propicia. Essa análise não se limita apenas a relações românticas. A pessoa pode ligar-se emocionalmente a um lugar ou a uma ação, como escrever um artigo, construir uma estante de livros, até mesmo dançar. A quantidade de amor que sente é determinada pelo grau em que consegue se render ou entregar a qualquer coisa que a excite de maneira prazerosa. Esse conceito de amor pode ser representado pela antiga máxima: "Tudo que fizer, faça de coração". Infelizmente, para a maioria das pessoas, abrir o coração é um ato assustador. Não só a pessoa se sente nua e vulnerável como teme ser magoada, rejeitada, humilhada e ficar só. Vivenciamos isso quando crianças. Em nossa inocência, tínhamos um coração aberto ao qual nossos pais não puderam corresponder plenamente. Todo bebê, toda criança carece de um comprometimento incondicional por parte dos pais, da certeza de que eles estarão a seu lado toda vez que ela precisar dessa segurança e conexão. Sempre que os pais falham nesse sentido, a criança sofre o mesmo efeito que sentiria o adulto que passasse por um terremoto. Naturalmente, se podemos sobreviver a um terremoto, o bebê pode sobreviver à perda temporária de seu chão quando a mãe não corresponder à sua necessidade. Mas cada uma dessas experiências debilita a sensação de segurança da criança em relação ao mundo. E essa falta de segurança será levada pela vida afora como incapacidade de abrir plenamente o coração ao amor. Com isso, passamos a vida oferecendo a nossos companheiros um amor condicional, semelhante ao que recebemos de nossos pais.

Essa situação pode ser expressa da seguinte maneira: "Eu te amo, desde que você me aceite e me ame incondicionalmente". A esperança de que isso aconteça desencadeia uma excitação capaz de varrer o chão de baixo de seus pés. Acredito que todos já sentimos essa paixão arrebatadora em algum momento da vida, e estou seguro de que já vivenciamos a decepção de perceber que esse sonho não podia ser realizado. Assim que se encerra a infância, como é inevitável para todas as pessoas, outra pessoa já não pode nos satisfazer. Precisamos andar com as próprias pernas. Se não o fizermos, nossa vida será um fracasso. Somado ao fato de termos sido prejudicados pela inadequação dos cuidados dispensados por nossos pais quando éramos crianças, vislumbraremos pela frente o que promete ser um futuro sem esperanças.

Mas há esperanças. Afinal, temos duas pernas sobre as quais nos firmar, ainda que elas nos causem sensação de insegurança. Ao nos tornarmos adultos, podemos tomar as medidas necessárias para fortalecer nossas pernas e deixá-las mais seguras; talvez seja preciso contar com alguma ajuda para garantir essa realização. E a função da terapia é, ou deveria ser, exatamente essa: ajudar a pessoa a se sentir mais segura quando está em pé.

Segundo minha experiência, é imenso o grau de insegurança da maioria das pessoas, e não há um meio rápido ou fácil de remediar essa situação. Os exercícios bioenergéticos destinam-se a ajudar a alcançar esse objetivo, mas os indivíduos costumam resistir fortemente a se comprometer com esse programa, que se dedica às sensações, não ao poder. É muito mais fácil convencer alguém a fazer exercícios populares como os aeróbicos (correr, pedalar em bicicleta ergométrica, usar esteira) do que qualquer atividade que promova sensações.

Poucos estão dispostos a sentir seu grau de insegurança, assim como a sentir a tristeza e o vazio de uma vida sem satisfações nem realizações. Notam-se uma forte raiva e uma profunda tristeza nas pessoas que foram privadas de amor na infância, amor que lhes teria dado a sensação de segurança de que precisavam. Na vida adulta, não é fácil admitir que, agora, ninguém pode lhes proporcionar a almejada segurança. Elas acreditam que o exercício do poder será capaz de compensar a carência de uma segurança interior.

Em nossa cultura, poder significa dinheiro ou riqueza. E essa é nossa principal pendência. As pessoas fazem um esforço enorme para fortalecer sua posição de ego tornando-se ricas, poderosas, célebres, famosas ou fisicamente atraentes. Esse esforço cria uma personalidade narcisista, incapaz de amar; o sexo é então uma expressão do ego, não do amor. A fim de construir a capacidade de abrir o coração à vida, devemos abdicar dessa ênfase no ego.

15
Vibração

A análise bioenergética tem um conceito exclusivo de *vibração*, que experimentei na terapia com Reich. Deitado na maca, respirando, sentia no corpo duas reações involuntárias, espontâneas: *latejamento* nas mãos e *tremores* nas pernas. Minhas mãos costumavam ser frias e, de certa maneira, congeladas, incapazes de agüentar uma carga energética forte. (O fato de eu fumar cachimbo também contribuía para essa frialdade, porque a nicotina contrai os vasos periféricos.) A sensação de latejamento indicava aumento da carga energética, que aquecia minhas mãos à medida que iam relaxando. Essa sensação também aparecia nos lábios, que ficavam mais carregados. Conforme o corpo relaxava, minhas pernas começavam a tremer, proporcionando uma sensação prazerosa. Os músculos das pernas relaxavam, tornavam-se mais energizados e passavam a vibrar. As pernas sacudiam segundo um padrão rítmico, não de modo caótico.

Esses latejamentos são chamados *parestesias*, que o dicionário de Funk & Wagnall define como "defeitos nos órgãos externos dos sentidos" e, psicologicamente, como "uma alucinação causada por sensações distorcidas ou anormais". Por outro lado, eu considerava esse fenômeno um aumento na excitação de uma parte periférica do corpo, devido à ampliação da respiração, que pode ser muito forte e levar a uma paralisia temporária. Embora alguns médicos considerem as parestesias uma reação patológica, sempre tive uma recepção favorável a esse fenômeno. Agora, depois de me tornar mais relaxado em virtude do trabalho bioenergético desenvolvido comigo, posso focalizar a energia nas mãos ou nos pés conscientemente e induzir a sensação de latejamento.

Em suas primeiras experiências com tremores e estremecimentos involuntários, a maioria dos pacientes se assusta. Costumo tranqüilizá-los lembrando simplesmente que os mortos não sacodem nem vibram. A vibração é uma manifestação da vida; o corpo vivo pulsa. A vibração é um aspecto da propriedade pulsátil do tecido vivo. Se a pessoa não tem medo da falta de controle, a vibração pode se tornar uma bem-vinda libertação da característica rígida da neurose. Ainda que o campo médico considere a perda de controle um fenômeno patológico, ele não precisa ser assim. O indivíduo que teme se entregar às sensações pode enxergar a ação vibratória do corpo como uma fraqueza patológica. Todavia, o controle não é necessariamente saudável e, na maioria dos casos, representa um medo das sensações intensas que nos movem. Uma pessoa furiosa – mas saudável – pode literalmente tremer de raiva, sem que isso leve a uma ação destrutiva. Em alguns indivíduos, sensações fortes causam medo; a pessoa saudável, entretanto, não teme as próprias sensações. Ter receio das sensações é a marca da personalidade neurótica. Somos o que sentimos.

Você é o seu corpo, e o objetivo da terapia é ajudá-lo a se identificar com ele. Somos nosso corpo, contudo muitas pessoas têm medo das sensações mais intensas e do corpo. Esse medo nos limita porque nos tranca dentro de músculos cronicamente contraídos. A contração crônica suprime a sensação do medo, mas tem um preço: a redução da espontaneidade nos movimentos e sensações. A terapia trata de resgatar a ação vibratória dos músculos, o que requer um aumento da energia no corpo, especialmente nos músculos.

190 | Alexander Lowen

É preciso energia para mover o corpo e fazer que ele vibre. Embora seja difícil chegar a esse ponto, quando conseguimos fazer um deprimido vibrar, a depressão desaparece. O aumento da energia no corpo exige que a respiração fique mais profunda. O primeiro indício de que o corpo está carregado de energia é o desenvolvimento de sensações de latejamento. Elas podem ocasionar movimentos espontâneos nas pernas e no tronco; em geral, porém, precisamos recorrer a vários exercícios para mobilizar o corpo antes de chegarmos a alguma vibração significativa. Os exercícios de *grounding* visam despertar alguma ação vibratória nos músculos das pernas. Essa vibração dá início a um fluxo de excitação nas pernas, que pode subir pelo corpo, causando uma poderosa ação vibratória no tronco. Normalmente, se a ação vibratória começa no tronco, a respiração se aprofunda e o nível de energia sobe, intensificando a ação vibratória.

A vibração forte demais pode gerar ansiedade no paciente. Quando ocorre durante uma sessão terapêutica, pode tomar conta do ego, fazendo a pessoa se recolher e regredir. O indivíduo pode até assumir uma posição fetal, no esforço de conter o medo. Às vezes, isso acontece com pacientes limítrofes, cujo corpo não consegue agüentar uma carga forte, mas não implica perigo algum para quem está na presença de um terapeuta – que está ali para oferecer segurança. Sempre dou aos pacientes limítrofes esse apoio, caso a intensidade da excitação os deixe assustados. Lenta e seguramente, tenho visto tais pacientes se tornarem pessoas mais cheias de vida, mais autocontidas, mais eficientes. Os mesmos resultados positivos acontecem com o paciente neurótico padrão; só que, como costumam sentir menos medo e mais contato com o próprio corpo, neles a sensação de mais vitalidade é prazerosa.

Em poucos casos, o trabalho com uma forte atividade vibratória pôde literalmente suspender pacientes do chão. Essas pessoas eram fisicamente fortes, com uma alta carga energética, mas careciam da capacidade de contê-la, porque, quando crianças, tinham sido dominados pelo interesse sexual de um dos pais por elas. Num desses casos, o corpo do paciente desenvolveu todas as espécies de movimentos espontâneos quando a carga energética aumentou em conseqüência do aprofundamento da respiração. Sua cabeça passou a se mexer espontaneamente da direita para a esquerda, num vigoroso movimento de negação que ele não conseguia integrar nem conectar com acontecimentos do início de sua vida. Os movimentos de cabeça, batendo na maca, surgiram espontaneamente, como se estivesse dizendo "não consigo agüentar".

Um exemplo de manifestação de saúde e experiência de alegria – um movimento convulsivo involuntário, com um tipo especial de vibração – é o reflexo do orgasmo, prazeroso porque duplica os movimentos do corpo no clímax do ato sexual sem que haja carga sexual nos genitais. Vivenciei esse movimento aparentemente convulsivo em minha terapia com Reich, como uma sensação de forte alegria, e a experimentei nas relações sexuais com minha esposa. Essas duas experiências se tornaram possíveis como resultado da terapia com Reich; como ele, sempre considerei essa reação um sinal de saúde emocional. Devo admitir, porém, que poucos pacientes chegaram a esse ponto comigo, o que atribuo à deterioração da saúde emocional das pessoas ao longo dos últimos cinqüenta anos e à personalidade mais impactante de Reich. Ainda assim, a vida sexual de muitos deles melhorou consideravelmente com a terapia. E continuo considerando o reflexo do orgasmo um parâmetro da saúde física e emocional do indivíduo. O corpo vivo permanece num estado de vibração que se manifesta em minúsculos tremores pelo corpo, visíveis até mesmo quando este está em repouso. Os olhos, por exemplo, nunca ficam completamente imóveis quando abertos. Sempre registram algum movimento. Essa atividade vibratória também pode ser demonstrada pela medida do potencial elétrico nos músculos. E essa manifestação elétrica é um aspecto da atividade vibratória porque desaparece assim que cessa todo o movimento no organismo. Conquanto a vibração seja um aspecto inerente ao tecido vivo, a qualidade da atividade vibratória varia de acordo com o estado emocional do organismo. Se um estado emocional é muito intenso, as vibrações se tornam mais fortes e violentas. O corpo treme de raiva, tem movimentos convulsivos no choro intenso e salta de alegria. Especialmente no ato sexual, essa atividade vibratória ou convulsiva pode atingir picos de intensidade e prazer característicos de uma experiência de êxtase. Entretanto, uma excitação dolorosa também seria capaz de fazer o corpo sacudir ou até mesmo manifestar convulsões.

A atividade vibratória do corpo é a base da vida sensível. Um corpo que não vibra está emocionalmente morto, ou seja, desprovido de sensações. Esse é o problema mais comum em nossa cultura. A maioria das pessoas não sente os pés; algumas não sentem nem mesmo as pernas. Sua respiração é superficial, o que ocasiona um baixo nível de energia no corpo e uma conseqüente perda da ação vibratória. Decorre daí um nível deprimido de funcionamento, que pode chegar a um estado depressivo. Mesmo na ausência de uma sensação deprimida, essas pessoas funcionam num nível emocionalmente deprimido, quer dizer, vivem baseadas na função consciente e no exercício da vontade, e não conforme suas sensações.

Todo problema neurótico encontra raízes em um estado corporal de depressão vibratória, apesar do fato de algumas pessoas neuróticas funcionarem num nível hiperativo. Isso não significa que sejam mais vivas e tenham mais energia. Sua hiperatividade decorre de uma incapacidade de conter excitação e sensações. Essa falta de controle é causada por um estado de contração na musculatura, que se torna facilmente dominada quando ocorre um aumento na carga ou excitação. Como a tensão muscular crônica é responsável pelo corpo deprimido ou subcarregado e pela condição hiperativa, o desafio da terapia consiste em devolver ao corpo seu estado natural de vitalidade, liberando as tensões musculares crônicas que bloqueiam o livre fluxo de excitação pelo corpo. Quando isso acontece, esse fluxo passa como um rio que transborda suas margens, como um rio que, ao ser espremido pelos rochedos e grandes maciços de seu leito, espuma e agita suas corredeiras. Um fluxo saudável de excitação é como um rio fundo que escorre constante e calmamente, ou como um automóvel de motor potente com funcionamento silencioso e macio.

O livro *Exercícios de bioenergética* contém os exercícios básicos usados na análise bioenergética para promover esse fluxo saudável.

O conceito de vibração ajudou-me a compreender a dinâmica física do corpo e seu funcionamento emocional. Descrevi o corpo de alguns pacientes como morto, ou melhor, emocionalmente morto, como se tivesse se imobilizado num estado de choque em função de fortes traumas de infância. Em muitos casos, alguma forma de terapia de choque foi necessária para libertá-los tanto física quanto emocionalmente. O choque normalmente se dá com a conscientização da extensão do dano sofrido pelo paciente por causa da omissão ou dos maus-tratos de seus pais. Esse choque poderia ser uma sensação de medo, negado pela pessoa. Ou ainda uma imagem que ela tenha bloqueado de sua consciência. Poderia ser também uma sensação de fracasso, negada pela pessoa a vida toda, mas que agora surge como a realidade de sua vida. O choque chacoalha a pessoa o suficiente para amolecer o estado rígido e imobilizado de seu corpo e, com isso, permitir-lhe vivenciar um sentimento ou sensação guardada no fundo do ser. Às vezes, o choque consiste em ouvir, na terapia, uma verdade acerca de si mesma que ela não acreditava ser corajosa o bastante para encarar. O choque liberta grande quantidade de energia e de sensações, até então suprimidas a fim de proteger a estrutura neurótica.

O choque abala temporariamente a estrutura neurótica e, em muitos casos, causa vibrações e tremores. Esse efeito pode ser transformador, mas, em geral, só abre parcialmente a porta. Tal abertura deve ser ampliada e fortalecida, por meio do aprimoramento da compreensão do paciente sobre sua estrutura de caráter e do aumento da carga de seu corpo com um aprofundamento da respiração. A respiração mais profunda se desdobra no chorar. Chorar soluçando

194 | Alexander Lowen

provoca vibração do tubo interno do corpo e das cordas vocais. Se forte o suficiente, o ato de soluçar se torna convulsivo e atinge até o fundo do soalho pélvico, produzindo um choro que vem das entranhas, energeticamente similar à gargalhada que sobe da barriga, e que também pode ser convulsiva. Esse choro profundo abre o coração, como eu mesmo experimentei em diversas ocasiões.

Para que seja terapêutico, o choro deve vir com soluços, não apenas lágrimas. As lágrimas são uma manifestação de tristeza, mas em relação ao que a pessoa vê, não ao que sente. A reação do bebê a um olhar ou tom de voz negativo, ou de raiva, do pai ou da mãe constitui um bom exemplo da relação entre choro e estresse. O corpo da criança fica duro com o choque. Alguns momentos depois, quando o choque se transforma em tremores e pranto contínuos, ela começa a chorar. Na maioria dos casos, o choro não pára enquanto o pai ou a mãe não responderem positivamente à necessidade de um contato amoroso. Se não lhe proporcionam esse contato, o bebê chorará até ficar exausto e dormir. Nesse nível, o choque já se tornou estruturado em seu corpo. Reich presenciou tal reação num bebê de duas semanas, no momento em que ele ficou temporariamente sem apoio. Seus ombros ficaram duros, no alto, e ele parou de respirar. Essa reação é conhecida como *ansiedade de queda* e pode ser comprovada em adultos que realizam algum exercício de queda numa sessão de terapia.

O choro é o mecanismo natural de liberação quando se experimenta uma perda ou se leva um susto. Os adultos são ensinados a não chorar nessas situações, a se mostrar fortes e a não se entregar nem quebrar, sob o impacto de algum estresse. Há momentos em que a pessoa está em perigo, de modo que se mostrar desprotegido e impotente ou chorar ameaçaria sua vida. Nesse caso, ela mobiliza sua vontade de enfrentar a situação com eficiência. No entanto, a vontade coloca o corpo em estado de alta tensão e não deve ser usada a menos que se esteja correndo risco. Então, depois que o perigo passou, o corpo precisa ter permissão para despencar, a fim de liberar o efeito da tensão. As instruções da sociedade, voltada para a obtenção do sucesso e das realizações materiais, são: "Não perca a cabeça" e "Engula seus sentimentos e sensações" (e, para isso, recomenda-se imobilizar o maxilar e plantar uma expressão de superioridade no rosto). Muitas pessoas passam a vida toda com essa máscara criada na infância, período em que foram criticadas ou humilhadas por terem chorado e se mostrado amedrontadas.

Infelizmente, a tensão muscular associada a tais atitudes é destrutiva para o corpo. O maxilar trancado dificulta o choro e atrapalha até mesmo a respiração profunda. Algumas pessoas podem ranger os dentes à noite, danificando estes e os músculos do rosto. O maxilar imobilizado numa posição projetada para a frente não deixa a pessoa relaxar. Também assistimos ao inverso: o maxilar retraído bloqueando a manifestação da agressividade. Essa postura rígida bloqueia tanto a respiração profunda quanto o choro, à medida que envolve um estado relativamente imobilizado. E tais condições podem ser tratadas pela terapia bioenergética, que trabalha com o corpo por meio de exercícios apropriados. Além disso, ela trabalha com a mente, ajudando o paciente a entender que essas tensões foram desenvolvidas no plano inconsciente, na infância, em resposta a situações que a ameaçaram.

Exercícios específicos permitem ao indivíduo se entregar, e, com isso, seu maxilar pode começar a sentir vibrações. A tensão na nuca, que tem a finalidade de manter os atos e as sensações sob controle, pode relaxar com os exercícios adequados. Na infância, essas tensões representaram uma manifestação de resistência às exigências dos pais consideradas negativas pela criança. Quando persistem na vida adulta, passam a fazer parte da estrutura de caráter neurótica e denotam uma obstinação generalizada. Essas pessoas, em geral, resistem a quaisquer exigências que lhes sejam feitas. Infelizmente, a tensão nesses músculos afeta os vasos sangüíneos que vão até o cérebro, tornando tais indivíduos propensos a acidentes vasculares cerebrais. A bioenergética é o tratamento mais recomendável nesses casos, por se tratar de uma abordagem que integra corpo e mente.

Mas não é fácil reduzir tensões crônicas. Desistir do controle não é uma coisa que se possa fazer – porque *fazer* é, em si, uma forma de

196 | Alexander Lowen

controle. A tarefa terapêutica consiste em ajudar a pessoa a se render ao próprio corpo. E isso envolve abdicar da vontade. Evidentemente, usar a vontade para conseguir que a vontade se renda é uma contradição. Os pacientes não melhoram porque assim o deseja a vontade. Como Reich costumava me dizer sobre a respiração: "Não faça nada". O corpo sabe como respirar, se nos entregarmos a ele. Se não confiamos nele, em quem e no que poderemos confiar? Não confiamos em nosso corpo porque não confiamos em nós mesmos, na natureza e em Deus. Entramos na vida como pequenas criaturinhas confiantes e ficamos chocados ao constatar que nossos impulsos naturais são maus e inaceitáveis. Precisamos aceitar as sensações. Isso não significa que vamos começar a agir apenas por elas. Mas significa que reconhecemos e aceitamo-nas, como a essência de nosso ser.

Sair do plano mental tem sido um de meus problemas. Meu trabalho pessoal em terapia me ajudou grandemente a abrir mão do controle associado com a estrutura de caráter neurótica. Descobri, porém, que ainda não estava livre de traços neuróticos. Não conseguia sair da cabeça, abrir mão do controle. Minha cabeça tem me servido bem, sem dúvida, e realizei algumas coisas das quais sinto orgulho. Contudo, à medida que fui ficando mais velho, passei a sentir mais, na nuca, o estresse imposto pela manutenção do controle. Tensões crônicas no corpo, que existem desde os primeiros anos da infância, não desaparecem por completo. Não podemos ser transformados em outra pessoa. Se isso fosse possível, perderíamos nossa história, que está registrada no corpo. Quando somos quem somos, podemos nos livrar das tensões crônicas e nos tornar mais cheios de vida e mais autênticos.

Decidi desafiar meu medo de perder a cabeça. Para isso, escolhi a cambalhota. Em 1960, havia realizado diversos exercícios com um paciente numa barra de trapézio, instalada em meu consultório. (Todavia, sentia medo dessas acrobacias desde uma queda, sofrida aos 16 anos.) Começando com cambalhotas num colchão, fui evoluindo até o ponto de conseguir realizar alguns exercícios simples no trapézio em movimento. Essa conquista levou embora uma parte considerável de medo.

Aos 87 anos, comecei a sentir a tensão nos músculos do pescoço, e percebi que ela estava associada com meu medo de perder a cabeça ou de quebrar o pescoço – medo também comum a todos os meus pacientes. Ocorreu-me a idéia de que dar cambalhotas na maca ou num colchão poderia trabalhar melhor esse medo. As criancinhas adoram esse exercício; para elas, não há um medo real de perder a cabeça, além de seu corpo ser muito mais macio e resistente que o de um adulto ou idoso. Fiquei surpreso ao notar que até mesmo meus pacientes de 30 anos tinham um pouco de medo de dar cambalhotas. Foi então que percebi meu medo. Sabia que não ia quebrar o pescoço; mas e quanto a um mau jeito ou alguma lesão? Precisava tentar.

Estava consciente de que o movimento tinha de sair com leveza, deixando-me sentir todo o medo e toda a tensão que porventura existissem. O medo era mínimo, mas doeu. Para que eu pudesse aplicar aquele movimento num contexto terapêutico, era necessário praticá-lo em mim mesmo. Comecei a dar cambalhotas quase que diariamente, como parte de minha rotina de exercícios. E elas continuam me causando pequeno incômodo toda vez que as faço, contudo posso sentir os músculos do pescoço relaxando e minha cabeça se soltando. Esse simples exercício se tornou parte do trabalho corporal que aplico em meus pacientes; todos comentam que lhes proporciona um resultado positivo. Gostam de me ver fazendo os mesmos movimentos que eles.

Nesta cultura, certamente não é fácil soltar a cabeça. E soltar a pelve para que se movimente em liberdade é igualmente difícil para a maioria. Apesar de toda a liberdade sexual dos dias atuais, não são livres os movimentos sexuais. Velhos ou jovens, quase todos os meus pacientes não conseguem relaxar os músculos em volta da pelve o suficiente para permitir que ocorra o reflexo do orgasmo. Isso significa que sua pelve não é mais solta do que sua cabeça. Existe um equilíbrio no corpo que deve ser mantido, ainda que por meio de tensão e estresse, a fim de possibilitar os movimentos. Nesse sentido, uma tensão no pescoço sempre está associada com uma tensão similar na região lombar das costas. Naturalmente, sempre há mais estresse nessa parte do corpo que nos músculos da nuca, pois a região lombar recebe o impacto da gravidade. O maxilar e a pelve também são estruturas móveis, o que permite sua movimentação para frente e para trás. A mandíbula descontraída está relacionada com uma pelve descontraída.

O movimento da pelve para a frente é um ato agressivo. Como o maxilar, a pelve pode se imobilizar na posição projetada ou ser retraída de maneira passiva. As duas são válidas, se pudermos nos mexer livremente entre elas. A posição fixa ou imóvel é patológica, porque bloqueia o fluxo da excitação. No ato sexual, a pelve de cada um dos parceiros se move para trás e para a frente num movimento que aumenta a excitação até o ponto em que os movimentos pélvicos se tornam involuntários. Somente esse movimento involuntário leva a uma descarga total, ou ao orgasmo completo.

Em praticamente todos os indivíduos modernos, as tensões crônicas nos músculos diminuem e, em geral, impedem a ocorrência dos movimentos involuntários que levariam a um orgasmo completo. Da mesma forma como existe a instrução de que não se deve perder a cabeça, há outra instrução semelhante segundo a qual não se deve deixar que a pelve tenha livre curso. Aqui também o medo é de perder o controle ou se entregar ao corpo. Como resultado, a maioria das pessoas desta cultura atinge uma certa medida de clímax no ato sexual, mas muito poucas chegam a um orgasmo arrebatador – que deveria ser a característica fundamental dessa experiência. Habitantes de países em desenvolvimento são muito menos bloqueados em suas expressões de paixão do que os de países mais desenvolvidos. Estes têm mais poder; aqueles, mais paixão.

Minha noção da bioenergética almeja libertar as pessoas de suas tensões corporais crônicas, que as impedem de se entregar ao próprio corpo e à vida. A fim de alcançar esse objetivo, o corpo precisa se tornar mais vivo, mais apaixonado, mais vibrante. Um exercício fundamental para aumentar a chance de alcançar tal resultado é chamado *arco pélvico*. Aplicando o arco pélvico com uma compreensão mais profunda do corpo, junto com outros exercícios bioenergéticos, a pessoa será capaz de efetuar mudanças significativas em seu corpo e sua personalidade, e vivenciar a alegria de estar plenamente viva.

Em quase todos os casos, pode surgir uma relativa vibração nas pernas, conforme mais energia começa a fluir até os membros inferiores, mas talvez isso não baste para mobilizar a pelve dessas pessoas. É necessária uma carga muito mais forte fluindo através das pernas para que a pelve se mobilize. Quase todos os que realizam esse exercício sentem uma certa dor nos quadríceps, ou se mantêm contraídos a fim de impedir movimentos espontâneos na pelve. Uma prática continuada desse movimento alongará ou relaxará esses músculos, permitindo que a vibração atinja a pelve. É importante que, enquanto realiza esse ou qualquer outro exercício de bioenergética, a pessoa respire profundamente, trazendo energia até os músculos e fazendo-os relaxar. Ao entender esse princípio, o indivíduo passa a praticar os exercícios de maneira positiva, deixando mais a ação ocorrer do que de fato *fazendo* alguma coisa. A ilustração a seguir esclarece esse conceito.

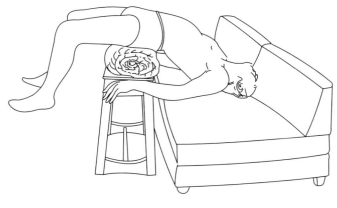

Arco pélvico

Quando se contraem para movimentar o corpo, os músculos usam energia. Para relaxar e poder trabalhar de novo ou mover o corpo, eles devem se recarregar, repondo a energia usada no trabalho. O oxigênio é necessário para a combustão da oxidação que produz energia por meio dos alimentos; e respirar faz parte da ação pulsátil que ocorre no corpo. Sentir e se identificar com o corpo são ações essenciais para que esses processos involuntários possam funcionar plena e livremente. Esse processo, enfim, permite que você se torne seu corpo.

Parte 5

Bioenergética e viagens pelo mundo

O interesse pela bioenergética me levou a viajar pelo mundo e trouxe muitos momentos felizes para mim e Leslie. Conhecemos pessoas interessantes e maravilhosas em todos os nossos *workshops* e palestras sobre bioenergética, em lugares lindos e especiais.

16

México, Tóquio
e Havaí

Em 1969, fiz minha primeira viagem ao México. Para amenizar minha preocupação de beber água contaminada, um psicólogo de Esalen, já acostumado com o México, sugeriu que eu fosse para Yucatán, onde a água é potável e segura. Mas ainda faltava incluir na jornada alguns amigos e parceiros. Discuti com John Bellis, Alice Ladas e outros a idéia de um colóquio para divulgar os exercícios e conceitos da análise bioenergética. Alice escreveu a uma agência de viagens explicando o que precisávamos para pôr o plano em prática: um pequeno hotel à beira-mar – afinal, também queríamos aproveitar os banhos de mar nas cálidas águas do Caribe –, que dispusesse de uma sala espaçosa em cuja área coubessem de trinta a quarenta pessoas fazendo exercícios. Naquele tempo, a correspondência com a Cidade do México era lenta, e demorou até recebermos resposta. A agência conhecia um hotel em Isla Mujeres, perto da costa de Yucatán. Além de uma foto, a carta trazia a informação de que as águas do mar local eram luminosas. Teríamos uso exclusivo do hotel durante uma semana. Pareceu-nos uma ótima oportunidade, e enviamos US$ 1.000 para confirmar a reserva.

Em nome do instituto, convidamos pessoas dos Estados Unidos todo que sabíamos que se mostrariam interessadas. Além de John

204 | Alexander Lowen

Pierrakos, Alice Ladas, Hazel Stanley e John Bellis, havia pessoas da bioenergética vindas da costa leste, do meio-oeste e da Califórnia. Fiquei aflito até um mês antes da data agendada para chegarmos, quando finalmente recebemos notícias do hotel. Um dia antes voei de San Diego até Mérida, onde ministrara um *workshop* na Kairos. Leslie perdeu seu vôo e chegou no dia seguinte, bem a tempo de uma noite excitante com o grupo, no restaurante, ao som de música mexicana. No dia seguinte de manhã, partimos rumo à Isla Mujeres num ônibus, com um guia que falava inglês. Escalamos até o topo da pirâmide de Chichén Itzá, de cujas paredes íngremes não era fácil descer... Vimos o altar de pedra para sacrifícios humanos e o pátio em que as diferentes tribos ou clãs atiravam pedras redondas, à guisa de bolas, na direção de um aro, num jogo que lembrava o basquete. O capitão do time perdedor era decapitado pelos vencedores. Fiquei impressionado com Chichén Itzá, mas me pareceu um mundo à parte.

Após um almoço delicioso num motel, parei num bar para comprar uma Coca-Cola e, displicentemente, coloquei minha carteira sobre o balcão. Quando me virei, a carteira de couro de avestruz, presente de Leslie, havia desaparecido. Ninguém admitiu tê-la visto e, naturalmente, nunca mais a encontrei.

Embarcamos numa balsa, acompanhados por algumas vacas, para uma travessia de 45 minutos até a ilha. Atrás de uma tropa de molequinhos que carregavam nossas malas nos ombros, caminhamos mais ou menos um quilômetro e meio até a extremidade da ilha e cruzamos um curso d'água numa ponte estreita. O cenário era excitante: caía a tarde e a água refletia as luzes do hotel.

As instalações se mostraram satisfatórias, embora durante algum tempo não tivéssemos água quente. Depois que o pessoal do local começou a se reunir para nos assistir, no pátio, enquanto fazíamos os exercícios matinais, o hotel pendurou alguns lençóis em volta, criando um perímetro coberto para garantir nossa privacidade. As apresentações noturnas ocorriam no salão.

David Boadella, editor de um jornal trimestral intitulado *Energy and Character*, viera da Inglaterra como convidado do instituto. Eu tinha conhecido David alguns anos antes, em sua terra natal. Durante uma visita que Leslie eu fizemos a ele em Devon, onde morava, David nos fez uma demonstração de seu trabalho, que envolvia passar as mãos sobre partes do corpo do paciente.

A água perto do hotel era rasa demais para nadar, mas uma delícia para ficar deitado. Os pescadores locais organizaram uma pescaria no golfo para mim e para o dr. Welhaven. Pegamos vários peixes de mais ou menos sessenta centímetros, mas o ponto alto foi o almoço numa ilha deserta. Um tripulante mergulhou com *snorkel* para matar grandes ciobas, que depois preparou, assou em fogo aberto e serviu acompanhadas de uma salada espetacular e um vinho oferecidos pelo capitão do barco. Uma refeição deliciosa num local exótico. De volta ao porto, demos os peixes maiores para os nativos.

Houve outra experiência memorável. Minha esposa, dois amigos e eu caminhávamos pela praia, rumo à aldeia perto do porto, quando vimos algumas pessoas em pé por ali, conversando em altas vozes. Várias tartarugas marinhas de grande porte estavam deitadas de costas, sob o sol que ardia. Um dos homens nos disse que os pescadores tinham capturado as tartarugas e as deixado ali para morrer; considerava aquilo uma crueldade tão grande que estava tentando convencê-los a devolver os animais à água. Os pescadores queriam US$ 5 por cada tartaruga devolvida ao mar, e mais US$ 1 para prometer não recapturá-las assim que lhes déssemos as costas. Levantamos o dinheiro e, finalmente, as tartarugas foram desviradas e, uma a uma, empurradas até o mar. Nosso ato deve ter confundido os animais, que precisaram ser empurrados com muita força até finalmente nadarem em direção ao mar aberto. O homem que dera início à salvação das tartarugas era o embaixador italiano no México, que nos contou ter ido parar ali por ser aquela uma das melhores áreas para mergulho com *snorkel*. Terminado o resgate, voltamos ao pequeno hotel à beira-mar para jantar.

Ficamos uma semana em Isla Mujeres. Nosso grupo aumentou ao longo dos dias com a chegada de outras pessoas, que, felizmente, conseguiram encontrar hospedagem perto de nosso hotel. Bill Johnson veio de Nova York em seu bimotor particular. Como a ilha não tinha aeroporto, uma estrada asfaltada perto da cidade serviu-lhe de pista de pouso.

Depois do encerramento do colóquio, Bill levou Leslie e eu de volta para Mérida, num interessante vôo sobre o planalto. Na manhã seguinte, pegamos um vôo da Cidade do México para Nova York, com conexão. Sentei-me ao lado de Bennett Shapiro, um arquiteto cujo interesse pelo crescimento pessoal levara-o a Esalen, onde descobrira a análise bioenergética. Bennett sugeriu que começássemos um programa de treinamento em bioenergética. Inicialmente, hesitei em abraçar a idéia, entretanto, sem encontrar um argumento contrário válido, acabei concordando com ele.

O interesse pela bioenergética crescera nos dez anos seguintes à publicação de *O corpo em terapia* e também em resposta aos *workshops* que John Pierrakos e eu organizáramos. Numa de minhas viagens à Califórnia, fiz escala em Chicago para um *workshop* no Growth Center; agora, muitos profissionais que tinham participado desse seminário queriam que eu apresentasse e ensinasse a análise bioenergética a seus colegas e alunos. Já havia grupos informais em Detroit (onde Jack McIntyre clinicava), em São Francisco, em Newport Beach (cidade onde Renato Monaco e Bob Hilton eram terapeutas) e em Tulsa (onde Frank Hladky dirigia o Centro Psiquiátrico local).

Em 1973, Jerry Nims, que me chamara para participar de um *workshop* de esqui no South Lake Tahoe, convidou-me para outro, de seis dias, no Japão, como parte de uma viagem de três semanas. Ele também convidara Alan Watts, o famoso escritor, para um *workshop* de seis dias sobre zen-budismo. Os participantes teriam a oportunidade de experimentar duas abordagens terapêuticas amplamente distintas. Jerry precisava de cerca de 25 inscritos para tornar o projeto financeiramente viável; ele esperava que eu conseguisse recrutar a maioria dos participantes de meu grupo da costa oeste.

Com viagem e estada organizadas pela Japan Travel, partiríamos em abril, mês em que as cerejeiras florescem, e haveria tempo suficiente para passeios turísticos.

Harvey Wasserman, psiquiatra e colega de Connecticut, conhecia um psicólogo japonês interessado no movimento do potencial humano. Wasserman escreveu-lhe perguntando se teria interesse em se integrar ao grupo e recebeu uma resposta entusiasmada. Como os guias japoneses só poderiam ficar conosco durante as viagens, e o sr. Miyama falava bem inglês, este se mostrou um acontecimento muito favorável.

Quando chegamos a Tóquio, um psiquiatra japonês que nos visitara no ano anterior convidou a mim e a Leslie para jantar. Naquela época, ele ouvira falar de Reich e estava interessado em conhecer um discípulo; dei a ele um exemplar de *O corpo em terapia*. Na capital japonesa, levou-nos a um restaurante adorável, onde jantamos sentados no tatame. Essa foi uma de várias experiências com psicanalistas que me convenceram da incompatibilidade entre a psicanálise freudiana ortodoxa e a psicoterapia de orientação corporal. Freud tinha deixado bem claro: onde há *id*, deve haver ego. Aquela noite foi a última vez que vi ou tive notícias daquele psiquiatra japonês.

Passamos dois dias em Tóquio antes de seguirmos para o hotel, na Floresta Nacional de Hakone, perto do monte Fuji. No caminho, paramos para contemplar a estátua do "Grande Buda", que deve ter em torno de seis metros e se encontrava rodeada por uma massa compacta de turistas japoneses. No lindo hotel localizado na área do parque, dormimos em colchonetes no chão e comemos comida japonesa. Leslie teve dificuldade com o café-da-manhã, composto de algas marinhas e outros frutos do mar. De nossa varanda, podíamos ver o cume coberto de neve do monte Fuji. O hotel também contava com banhos quentes de água sulfurosa, oriundas de uma nascente nas imediações; naturalmente, todos se banhavam juntos, despidos, homens e mulheres, depois das sessões diárias pela manhã e à tarde.

Nas sessões, vestidos com roupões providenciados pelo hotel, sentávamo-nos em almofadas, focando o trabalho bioenergético no *grounding* para o corpo, bem como em exercícios de respiração e vibração. Fazíamos também um pequeno trabalho analítico, mas era secundário. Para a maioria dos participantes, essa viagem se mostrou interessante pela oportunidade de visitar o Japão em companhia de pessoas com interesses comuns – o desenvolvimento pessoal –, mais do que pela bioenergética. Todos faziam massagem uns nos outros, o que promoveu a proximidade do grupo.

Fizemos uma excursão até um hotel de uma cidade próxima para ver suas flores espetaculares, num cenário de cursos d'água cortados por pequenas pontes, que percebemos ser uma típica paisagem japonesa. Vimos artesãos trabalhando e pedimos que escrevessem nossos nomes em sua caligrafia. Depois, caminhamos até uma torre na extremidade do lago, do lado oposto do hotel, num passeio que levou o dia todo. Atravessamos um monte alto, com inúmeras nascentes de águas quentes, cheirando a enxofre, que abasteciam os banhos do hotel. Então passeamos por um jardim repleto de estátuas japonesas, parando para contemplar uma cerimônia do chá e também degustá-lo, ao final. Ao cair da tarde, alcançamos o fim do lago, onde tomamos uma balsa que nos levou de volta ao hotel. Durante toda essa excursão, Tomio Miyama nos serviu de guia e intérprete.

Fiquei impressionado ao ver um menino de 4 anos chorar e bater os punhos fechados em sua mãe. Estavam no parque que rodeava o hotel. A mãe não fez absolutamente nada para impedi-lo e não o castigou quando ele terminou. Conforme me disseram, os pais japoneses não aplicam castigos aos filhos antes dos 6 anos de idade. As crianças são consideradas inocentes e, portanto, incapazes de fazer coisas por mal. Os comportamentos adequados são ensinados a partir dos 6 anos, ameaçando com a vergonha os que não seguem as normas e não se comportam da forma socialmente aceita. As pessoas que visitam o Japão devem se impressionar bastante com o comportamento calmo e bem-educado das crianças locais. Essa atitude não é aprendida com castigos. Somente pelo caminho do amor a criança aceitará as diretrizes dos mais velhos. Acredito que praticamente todos os problemas têm raízes na incapacidade de os pais oferecerem aos filhos o amor e o apoio emocional de que precisam; em muitos casos, a maneira como os pais tratam seus filhos chega a ser chocante. No mundo ocidental, aceitamos a doutrina do pecado original, segundo a qual as crianças são inerentemente más e têm de ser disciplinadas, o que contrasta radicalmente com a atitude adotada pelos asiáticos.

No caminho para a segunda parte da viagem, de Hakone até Kyoto, paramos por um dia na Cidade das Pérolas, sede da indústria de Mikimoto. Foi uma visita bem agradável e nosso grupo estava de excelente humor. Vimos moças mergulharem para caçar ostras e presenciamos a ação do processo de cultivo de pérolas desenvolvido por Mikimoto. Depois de uma tarde comprando essas jóias, desfrutamos, sentados em tatames, de um jantar memorável num restaurante japonês, onde nossas entradas já estavam servidas ao chegarmos. Ainda tenho o alfinete de gravata com pérola engastada que comprei nessa ocasião, apesar de nunca usá-lo.

Quando Alan Watts, que devia assumir o *workshop*, apareceu para jantar naquela noite no Grand Hotel, fiquei chocado. Com a camisa meio pendurada para fora das calças, ele estava claramente bêbado e não veio falar conosco até a noite seguinte, quando apresentou-se em melhor estado, porém, novamente, era óbvio que tinha bebido. Começou a falar do que pensava sobre a morte – não acreditava que representasse o fim –, mas não fez muito sentido; parecia preocupado apenas com a possibilidade da própria morte. Não passava a impressão de um homem saudável. Em seu *workshop*, dirigiu um grupo de participantes numa peregrinação por diversos templos de Kyoto; não integrei essas excursões. Tomio Miyama levou a Leslie e a mim de carro para visitarmos um templo nos arredores de Kyoto, que era sua cidade natal.

Certa noite, comparecemos a um jantar para poucos convidados, na casa de amigos ingleses de Alan Watts que viviam no subúrbio de Kyoto, numa pequena casa rodeada por um lindo jardim japonês. Nessa oportunidade, Watts nos entreteve recitando lindamente alguns trechos de Shakespeare, a ponto de deixar em mim a impressão de que uma parte sua desejava ser ator shakespeariano e de que ele ainda se identificava com essa cultura. Sua outra parte estava em busca de uma dimensão pessoal livre das rígidas restrições impostas pela cultura burguesa pós-Primeira Guerra. Infelizmente, ele se envolveu em experiências com alucinógenos na mesma época em que estudava o zen-budismo, numa demonstração de outra profunda cisão em sua personalidade. Isso aumentou ainda mais a cisão desenvolvida na infância como resultado do conflito entre seus pais.

Em 1974, minha esposa e eu fizemos uma viagem deliciosa ao Havaí, promovida por um grupo do sul da Califórnia que, durante seu treinamento em bioenergética, solicitara um *workshop*. As organizadoras, Margot Robinson e Felicia Sachs, que haviam participado de meus *workshops* de esqui em South Lake Tahoe, foram a Maui tomar as providências necessárias e voltaram com uma proposta excitante. O grupo passaria quinze dias na ilha de Maui, em dois lugares diferentes. O primeiro, na costa oeste, ficava perto de um hotel muito lindo chamado Napili Kai, em cujas instalações e praia particular nosso grupo faria o primeiro *workshop*. A segunda parte da viagem aconteceria na vila de Hanna, onde havia um pequeno hotel e uma praia de areias negras com rochas vulcânicas. Esse grupo contava com terapeutas e treinandos em bioenergética, todos do sul da Califórnia, da região de Newport Beach. Leslie e eu, únicos integrantes do grupo que moravam na costa leste, viajamos até Honolulu com o grupo de Los Angeles e depois pegamos uma conexão para Maui.

A fim de economizar dinheiro, os líderes reservaram várias suítes com cozinha, em Napili Kai, e Margot Robinson contratou uma cozinheira para o grupo. O plano era tomar o café-da-manhã e almoçar no próprio hotel, mas jantar em algum outro local. E esse se mostrou um arranjo excelente. Brincávamos e ríamos quase todo o tempo durante as refeições no hotel; o marido de Margot, o ex-ator Bert, divertia-nos com suas muitas histórias engraçadíssimas sobre teatro. No tempo livre, íamos para a praia particular do hotel. Os jantares ali eram igualmente deliciosos, e éramos recepcionados com danças e músicas havaianas.

O *workshop* consistiu num programa de exercícios, sem qualquer terapia pessoal. Empolgado com as performances no hotel, o grupo sugeriu que contratássemos um havaiano para nos ensinar a hula. Todos os dias, depois da sessão do *workshop*, tínhamos uma hora de aula. A hula é uma dança relativamente fácil, com passos simples: o dançarino se move de lado, dando um passo de cada vez, sempre co-ordenados com movimentos da mão, visando contar uma história. A dança que aprendemos, Hooki Lau, relata a história de uma pescaria, de como as redes são lançadas ao mar e depois recolhidas para trazer os peixes. O professor se surpreendeu com a graciosidade de nosso grupo ao executar a coreografia. Para tanto, os joelhos precisavam estar flexionados; ele observou que a maioria dos americanos dançava com os joelhos esticados, e que era difícil fazê-los soltar os joelhos durante a dança. Justificamos nossa facilidade explicando-lhe que aquela posição, com os joelhos flexionados, era normal nos exercício de bioenergética.

Os joelhos funcionam como os amortecedores de um carro: quando aumenta a pressão descendente no corpo, o joelho flexiona-do absorve a força e então a transmite para os pés, descarregando-a no chão. Se o joelho fica rígido, a força atua sobre a região lombar das costas, e toda a pressão exercida sobre a pessoa age como a força da gravidade contra a qual o corpo tem de lutar. O joelho relaxado é o mecanismo de um corpo descontraído. A maioria das pessoas que procura a terapia bioenergética inicialmente fica em pé com os joe-lhos travados, como se estivessem se segurando contra uma pressão negativa que as empurra para baixo. Essa pressão negativa representa a exigência dos pais, cobrando da criança que se sente dura e reta, tal qual um soldado pronto para receber ordens. Numa cultura indígena, os homens não são soldados, são guerreiros. O guerreiro não aceita ordens, ele não faz parte de exército nenhum. Guerreiros não podem bater um exército; ainda assim, como homem ele é superior a qualquer soldado, incluindo os generais. Os soldados não dançam, nem mesmo conseguem dançar. Os guerreiros dançam.

Depois de aprender a hula, saímos para jantar no Hotel Sheraton, que tinha um belo *show* em cartaz. Ao fim do espetáculo, a orquestra executou a canção da Hooki Lau. Nosso grupo se levantou e foi dançar, para a surpresa do público presente, que nunca vira um grupo de americanos dançar a hula tão bem. Recebemos até aplausos.

Terminada a estada em Napili Kai, um ônibus nos levou a um pequeno hotel perto da praia de Hanna, na outra costa de Maui. Lá, passamos por um incidente constrangedor na sala de reunião do hotel. A bioenergética encoraja o uso da voz na situação terapêutica, baseando-se na noção de que quem não tem voz para se expressar não tem uma auto-imagem adequada. Os hóspedes dos chalés podiam nos ouvir gritando e chorando, o que os deixou assustados e incomodados. Certo dia, fomos surpreendidos com a chegada da polícia para investigar a razão das reclamações. Quando souberam o que estávamos fazendo, os policiais relaxaram, mas nos advertiram que evitássemos gritos e berros.

Nesse *workshop*, fiz uma coisa que lamento muito até hoje. Durante a condução de um trabalho, Leslie confrontou um participante por não praticar regularmente os exercícios bioenergéticos – é parte fundamental do programa realizar em casa os exercícios. Esse indivíduo tinha o peito estufado, interpretado por mim como um bloqueio contra a vivência da tristeza que sentia pela mãe, uma mulher infeliz. Minha avaliação, certa ou errada – mas feita da maneira como foi, enquanto ela trabalhava com o paciente –, representou uma invasão injustificada, que deixou Leslie zangadíssima. Saí da sala me sentindo péssimo. Essa experiência me chamou a atenção para minha tendência de querer provar que sabia mais que os outros. Foi uma demonstração de arrogância que levei vários anos para superar. Nunca me esqueci desse incidente, e nunca esquecerei.

O *workshop* terminou em Hanna, com um típico luau havaiano e uma refeição ao ar livre, preparada numa cova na areia. Dançamos Hooki Lau novamente, e voltamos para o continente com um estoque de lembranças ótimas de um lindo lugar onde passamos momentos inesquecíveis.

17

Iugoslávia, Hungria e Itália

Em 1974, participei de um *workshop* de treinamento em Gestalt, na Iugoslávia. O líder desse evento, que tinha na Alemanha um grupo de seguidores de seu trabalho, acreditava que a bioenergética poderia ser incorporada à Gestalt-terapia – cujo fundador, Fritz Perls, fora paciente e aluno de Wilhelm Reich, na Áustria. Perls adaptou seu foco no aqui-agora inspirado pela análise de caráter de Reich, que atuava com base no comportamento presente do paciente. A bioenergética oferecia aos Gestalt-terapeutas uma perspectiva de como o aqui-agora (o presente) refletia-se na estrutura do corpo do paciente.

Aquele projeto era uma oportunidade para difundir a bioenergética na Europa e para visitar a costa da Dalmácia na Iugoslávia. O *workshop* de duas semanas foi realizado numa ilha do outro lado da cidade de Zadar. Como teria entre quarenta e cinqüenta participantes, convidei o dr. Robert Lewis, um instrutor de bioenergética, para ser meu assistente. Outra instrutora, Miki Frank, foi ao nosso encontro depois de uma viagem ao Marrocos em que pesquisara locais para uma futura conferência. O dr. Lewis viajara em companhia de sua esposa e de seu filho recém-adotado.

O vôo de Nova York para Paris foi tranqüilo. Chegando lá, porém, tive um pequeno problema no aeroporto. Na tentativa de despachar uma encomenda para alguns amigos locais, perdi-me no novo Charles de Gaulle e não conseguia achar o caminho de volta para a área de embarque. Com tantas escadas rolantes indo em várias direções, o aeroporto me confundiu, e a iminência do embarque me deixou em pânico. Felizmente, como falava francês fluentemente, localizei o caminho certo até o portão bem a tempo de entrar no avião. O aeroporto de Zadar estava em reforma, então aterrissamos em Zagrel, planejando partir para Zadar na manhã seguinte. Do aeroporto de Zagrel fomos levados de ônibus a um lindo hotel no centro da cidade velha.

A descoberta de uma área para jantar ao ar livre e uma banda tocando música para dançar, no pátio externo do hotel, logo nos animou. Estávamos num humor festivo e tivemos uma noite muito agradável, sob um lindo céu estrelado. O trem para Zadar partia às seis horas da manhã. Não houve tempo para tomar café-da-manhã, mas a bordo serviram-nos o verdadeiro café turco, uma bebida muito densa que achei saborosa. Em Zadar, pernoitamos num pequeno hotel e nos encontramos com Miki Frank. De lá, levamos aproximadamente trinta minutos de travessia numa lancha aberta até chegarmos à ilha de Dugi Otok para a conferência.

Os organizadores do *workshop* haviam alugado o único hotel em Dugi Otok que ficava à beira-mar e servia as refeições em pátios a céu aberto, num ambiente muito agradável. Não se permitiam automóveis na ilha que tinha menos de quatro quilômetros de comprimento, e caminhávamos pela orla. Como a água do Adriático nessa região era muito limpa e transparente, podíamos ver o fundo do mar em praticamente qualquer profundidade. Foi um luxo adicional para Leslie e para mim nadarmos em águas tão límpidas. Não havia praias próximas ao hotel, mas entrávamos na água facilmente, caminhando sobre as pedras e evitando os espinhos dos ouriços-do-mar.

Minhas sessões de bioenergética com os participantes do *workshop* não foram dinâmicas. Ao interpretar o corpo dos voluntários, eu assinalava seus pontos óbvios de tensão, contudo não tinha como

216 | Alexander Lowen

envolvê-los num trabalho corporal intenso com os exercícios de bioenergética. Não dispúnhamos de nossa banqueta típica para ajudar os participantes a respirar mais fundo nem de uma maca na qual realizar os chutes mais intensos. Havia certo interesse pela bioenergética, mas nada muito empolgante. Um dos líderes do programa de Gestalt, o holandês Jan Velzeboer, pediu-me para demonstrar como uma banqueta de bioenergética funcionaria. Pedi a ele que apoiasse as costas nas minhas e erguesse os braços. Pegando suas mãos, curvei-me para a frente e alonguei o tronco de Jan com as minhas costas, como se fosse a banqueta. Ele sentiu a força desse movimento em sua respiração. Ao voltar para casa, Velzeboer exerceu grande influência, junto com Ed Svasta, na montagem de grupos de treinamento em bioenergética na Holanda e no norte da Alemanha. Tornou-se um ativo instrutor de bioenergética.

Um participante austríaco, Reiner Frank, que viera de carro até Dugi Otok, generosamente ofereceu-se para levar Miki, Leslie e a mim para uma pequena viagem no fim de semana livre. Chegando de balsa no estacionamento em Zadar, pegamos o automóvel e caímos na auto-estrada. Embora seu carro fosse de boa qualidade e ele, bom motorista, a rodovia era estreita e sua velocidade terminou assustando Leslie. Por volta do meio-dia, paramos para almoçar num pequeno restaurante à beira-mar. Seguindo nossa vontade, Leslie e eu entramos no mar, num trecho bem raso, e nos divertimos nadando naquela tarde. O almoço foi ainda melhor, composto por frutos do mar grelhados e condimentados por temperos especiais. O aroma era tão gostoso que nos fez salivar. Em Zadar, desfrutamos de outra refeição muito boa à base de frutos do mar, mas nunca havia provado pratos tão deliciosos quanto os saboreados naquela cidadezinha, à beira do Adriático.

Ao final do *workshop* iugoslavo, pegamos uma balsa que cruzava o Adriático até a Itália, parando no porto de Ancona. Lá, fomos recebidos por membros de um centro terapêutico reichiano em Nápoles e também por Ellen Greene, uma instrutora de bioenergética que eu conhecera em Nova York. Ela ficara empolgada ao saber que apresentaríamos a bioenergética à Itália e foi ao nosso encontro em Ancona, onde eu deveria dar uma palestra no domingo de manhã. De lá, eu viajaria de carro até Nápoles, para o *workshop* italiano. Alguns cartazes afixados em diversos pontos da cidade de Ancona para divulgar a palestra me apresentavam como um professor dos Estados Unidos. Antes, porém, haviam me alertado para o fato de que nas manhãs de domingo, no outono, as pessoas iam para suas casas de campo e a cidade costumava ficar deserta.

Para nossa surpresa, a platéia que nos aguardava lotara o salão. Falando em inglês, com a ajuda de um intérprete, expus a bioenergética e seu foco sobre o corpo e as sensações como a chave para o equilíbrio da personalidade. A capacidade de expressar livremente nossos sentimentos e sensações é a marca do indivíduo que tem uma noção de quem é; e, se seus sentimentos e sensações são expressos adequadamente, ele pode ser descrito como dotado de autocontrole. Enfatizei a importância da capacidade de dizer "não" como a chave da auto-estima. Fiquei muito contente quando a platéia recebeu minha palestra com uma calorosa salva de palmas.

Após terminar, atravessamos de carro os montes Apeninos até Nápoles, onde realizaríamos os *workshops*. Naquela noite, tivemos o prazer de assistir a um espetáculo de fogos de artifício na baía de Nápoles. No *workshop*, havia 24 participantes divididos em dois grupos. Eu coordenava um grupo e Leslie, o outro. Ela conduzia os exercícios de bioenergética básicos de nosso trabalho; comigo, os participantes realizavam o movimento de cair, planejado para fazê-los conhecer o conceito de se entregar ao corpo. Todos os indivíduos neuróticos sentem medo de cair porque o ego vive a queda como um momento de derrota. Nesse exercício simples, a pessoa fica de pé numa perna só, diante de um colchonete estendido no chão. A outra perna fica para trás, apenas apoiada nos dedos para manter o equilíbrio. Depois de algum tempo, a perna de sustentação se cansa e a pessoa cai no colchão. Não há perigo, mas a maioria das pessoas tem medo de deixar o corpo despencar de uma vez, e acaba caindo antes de a perna cansar. Dessa maneira, não há surpresa nem choque, quando, enfim, a queda ocorre. Eles continuam no controle. Se, contudo, a queda ocorre livremente, o pequeno choque abala o corpo fazendo a pessoa chorar, ou seja, trazendo uma descarga de liberação. Os participantes do *workshop* se impressionaram com a abordagem da bioenergética, que envolve uma ativa participação do corpo, em contraste com a terapia reichiana, na qual o paciente se mantém passivo. Estavam ávidos por experimentar novamente a bioenergética.

Minha esposa e eu gostamos muito de Nápoles. Ellen Greene nos levou também até a ilha de Capri, para visitar a famosa Gruta Azul, uma caverna na rocha da ilha, cheia de água do mar. Barcos pequenos conseguem entrar na gruta, se os passageiros abaixarem a cabeça. Dentro, a água é azul como o céu, conforme a luz penetra na gruta por uma abertura natural no teto. Os imperadores romanos construíram palácios no alto da ilha e escavaram um túnel que levava até a caverna azul. Ficamos impressionados com a beleza da caverna e com o mar em torno de Capri. Almoçamos num restaurante ao ar livre e pedimos um delicioso prato de peixe grelhado, preparado sobre carvão em brasa, semelhante ao que havíamos comido na costa da Iugoslávia. No dia seguinte, depois de outro *workshop*, o grupo organizou um jantar com música e dançou a tarantela, dança folclórica de Nápoles. Naturalmente, essa viagem teria ficado incompleta sem uma visita a Pompéia, que se revelou uma das mais excitantes experiências de todas.

A parte mais prazerosa da visita a Nápoles foi o jantar num restaurante em que dois irmãos cantores nos presentearam durante horas com um *show* de canções napolitanas; um tocava viola e o outro, violão. Os integrantes do nosso grupo conheciam bem essas canções e muitos acompanharam os músicos. Uma noite espetacular. O canto dos irmãos nos fez sentir parte integrante daquela cultura excitante. No início do século, Nápoles era considerada um dos melhores lugares da Terra, por sua beleza, encantos e animação. Um ditado popular sustentava essa opinião: "Ver Nápoles e depois morrer".

Os participantes gostaram tanto do *workshop* que insistiram conosco para que voltássemos no ano seguinte. Um cliente-paciente de um dos psiquiatras italianos do primeiro grupo, cuja família tinha uma propriedade em Capri com empregada e cozinheira, ofereceu-nos hospedagem por uma semana. Não conseguimos resistir a esse convite, e a segunda viagem incluiu outro *workshop* na Holanda, além de uma ida sensacional à Hungria. Cada uma dessas viagens ao exterior nos permitiu estabelecer um centro de ensino da análise bioenergética; e cada um deles significava grandes oportunidades para Leslie e para mim de conhecer a Europa, ciceroneados por europeus igualmente interessados na análise bioenergética.

Amsterdã era certamente uma cidade magnética para visitar, percorrer os canais e comprar presentes e lembrancinhas, porém foi Budapeste que nos causou maior empolgação. Ficamos excitados ao chegar, e um tanto desapontados ao partir – nossa visita durou apenas três dias. Como não conhecíamos ninguém nessa cidade, fizemos apenas o que os turistas costumam fazer. Vimos o Danúbio, mas não passeamos de barco em suas águas; do nosso quarto no hotel, a água não dava a impressão de ser especialmente azul ou atraente. Ficamos sabendo que o Danúbio dividia a cidade em duas partes: Buda, de um lado do rio, e Pest, do outro. Naquela época, o país ainda tinha um governo comunista e sofria todas as deficiências desse tipo de regime. O atendimento no hotel era precário, e não conseguimos reservar uma mesa. Uma excursão promovida pelo Estado, que nos levou para um jantar à base de *goulash* e alguns entretenimentos, não foi interessante. No jantar, os húngaros competiam com os turistas em jogos que estes sempre perdiam. Acabamos sabendo um pouco mais sobre o governo conversando com um motorista de táxi. Segundo ele, todos precisavam alcançar uma cota, que, uma vez atingida ou superada, era elevada no ano seguinte, obrigando as pessoas a

220 | Alexander Lowen

trabalhar ainda mais para atingi-la. Depois dessa rápida visita, tomamos o trem de volta a Nápoles.

O trem de Budapeste para a cidade italiana parou em Viena para trocar de locomotiva. Isso levou várias horas, e assim tivemos tempo para uma pequena refeição num restaurante perto da estação. Depois retomamos a viagem e dormimos até de manhã, quando o trem chegou a Milão. Ali, mudamos de trem para chegar a Roma, onde baldeamos para outro, que nos levaria até Nápoles. (Sempre gostei de viajar de trem por causa da vista do campo que se pode ter das janelas.) Nessa parte do percurso, sentamos do lado oposto a uma senhora australiana, em viagem de férias pela Itália, e tivemos uma longa e agradável conversa com ela. Na estação em Nápoles, fomos recebidos por nosso anfitrião, o cliente-paciente daquele terapeuta italiano, que nos levou diretamente até o barco que nos deixaria em Capri, onde um táxi nos levou até a casa, de frente para o mar. A arrumadeira e a cozinheira se mostraram bastante cordiais, fazendo-nos sentir em casa, e nos serviram muito bem durante os cinco dias que ali passamos.

O ponto alto da visita a Capri foi uma excursão a Anacapri, no alto da ilha. Ali, visitamos San Michele, lar do escritor Axel Munthe, autor de uma adorável autobiografia intitulada *A história de San Michele*. Munthe – um médico sueco que clinicara em Paris por muitos anos –, numa visita à Itália, apaixonara-se pela ilha de Capri. Seus olhos se abriram à brilhante luz do sol; entretanto, sentindo todo o poder daquela luz para seduzi-lo, também percebeu que ela terminaria por deixá-lo cego (na realidade, ficou cego quando completou 90 anos). Ao ler Munthe, identifiquei-me com ele, porque também sou um adorador do sol. Quando jovem, adorava ler à luz solar e, jogando tênis em quadras de saibro, expunha-me intensamente a ela. A luz e a claridade são duas qualidades que admiro. Embora uma receita para usar óculos me acompanhasse desde os 14 anos, nunca a cumpri. Minha aversão a óculos vem de uma forte necessidade de ver e compreender. Até mesmo agora, com 90 e poucos anos, sinto repulsa por óculos. Felizmente, se a luz é boa, enxergo muito bem sem eles. Se não consigo ver bem, porque a luz não está boa ou meus olhos estão cansados, uso uma lupa. Mas me viro muito bem sem ajuda desse recurso, assim como tenho duas pernas que me sustentam perfeitamente.

Axel Munthe é um homem que admiro, como também o admiram tantos outros, porque sua escrita brotou do coração. E que grande coração foi o dele, pois incluía todos os animais do mundo. Fiquei profundamente comovido quando ele disse que não entraria no céu se o convidassem, a menos que seu cachorro também pudesse entrar. Munthe também conseguiu que uma esfinge de pedra, muito antiga, fosse levada a San Michele, onde está instalada sobre uma parede de pedra de frente para o mar. Trata-se de uma cópia menor da que existe ao lado da grande pirâmide de Quéops.

A esfinge, como se sabe, é uma estranha criatura, parte animal (o corpo) e parte humana (a cabeça), que combina o conhecimento associado à mente humana e os instintos e sensações do estado animal. Essa combinação de qualidades exerce uma atração sobrenatural. Na mitologia grega, a esfinge desempenhou importante papel na história de Édipo – considerada por analistas e terapeutas a narrativa de todo homem moderno. Meu livro *Medo da vida* baseia-se nessa história. Axel Munthe viveu esse duplo aspecto, o da inteligência humana com a sensibilidade e o entendimento do animal.

No caminho de volta de Capri para Nápoles, seguimos pela costa de Amalfi até Sorrento, onde nadamos no Mediterrâneo e compramos presentes. Aproveitamos a oportunidade para visitar novamente as ruínas de Pompéia. Descobrimos mais interesse pela bioenergética em Roma do que em Nápoles e fizemos planos para criar um grupo de treinamento. Esse plano rendeu seus frutos em 1977, na Conferência Internacional em Waterville Valley, New Hampshire, nos Estados Unidos. Dr. Renato Monaco, que falava italiano e se graduara instrutor de bioenergética no sul da Califórnia, concordou em assumir a responsabilidade de organizar uma sociedade italia-

222 | Alexander Lowen

na. Estabeleceu então um contato muito cordial com as pessoas em Roma, principalmente Ellen Greene e Luisa Parmigiani, antes de nosso regresso aos Estados Unidos.

Na década de 1970, fiz diversas viagens à Europa para realizar *workshops* de bioenergética; esta se difundiu rapidamente no Velho Continente, gerando convites em diversos países, incluindo França, Holanda, Alemanha, Bélgica, Dinamarca, Noruega e Suíça. Fiquei feliz por essa técnica revolucionária ser tão bem recebida pelos terapeutas desses países, embora a aceitação não fosse muito ampla.

Um exercício que apliquei com esses grupos consistia em colocar uma pessoa em pé diante de outra(s) e, com os punhos cerrados, gritar e agitar os braços diante dela(s), dizendo: "Não", "Odeio você" e "Sou capaz de te matar". Não havia contato físico entre os membros, era um exercício perfeitamente seguro. Seu valor catártico fazia a maioria das pessoas sentir a liberação da tensão depois de expressar tais sentimentos; uma vivência capaz de oferecer uma sensação momentânea de poder. Ao mesmo tempo em que esse exercício era feito, dava-se ao grupo a oportunidade de examinar o corpo dos colegas e determinar suas pendências emocionais. Geralmente, isso me levava a uma discussão sobre a história e o passado do indivíduo. Então, tentava relacionar a capacidade ou incapacidade de expressar sentimentos com as informações fornecidas pela pessoa e com o padrão de tensão corporal que estivesse bloqueando a plena e livre manifestação de suas emoções. Outros exercícios realizados com o grupo todo ajudavam os participantes a sentir suas tensões crônicas e perceber quando estavam sendo liberadas, a partir do momento em que o corpo disparava vibrações espontâneas.

Minhas apresentações costumavam ser bem recebidas pelos participantes, e a maioria expressava o desejo de aprofundar mais seus conhecimentos com um treinamento em análise bioenergética. Em 1976, algumas sociedades ensinavam os princípios da análise bioenergética na Europa. Também nos Estados Unidos haviam sido criadas associações semelhantes, cada qual com seus instrutores. Então, a fim de garantir a padronização do programa em todas as sociedades, redigi um manual de treinamento para os instrutores de bioenergética.

Parte 6

Anos de prazer e estresse

Trabalhar com a energia, em meu corpo e no dos pacientes, proporcionou-me anos de aprendizado. O corpo sempre me ensina. Ao longo dos anos de expansão da bioenergética, minhas alegrias e desafios pessoais trouxeram-me sabedoria e aceitação.

18

O corpo me ensina: doença psicossomática

Quando pequeno, tive as tradicionais doenças infantis: coqueluche, catapora, gripes. Uma extração de amígdalas, da qual não me recordo, não impediu que eu continuasse a sofrer com as gripes, tratadas por minha mãe com Nycrol, um *spray* nasal. Era um remédio irritante que me fazia espirrar, além de causar uma descarga nasal de matéria escura. O final da minha infância está associado a ataques freqüentes de bronquite e febre. Como no caso desta última eu sabia que minha mãe chamaria o médico, sempre dava um jeito de me sentir melhor quando ele estava a caminho. Se tinha febre e tosse, minha mãe não me deixava sair para brincar por pelo menos uma semana. Não me lembro de ter tomado nenhum remédio para tosse. Além de um tratamento à base de emplastros de mostarda, ao qual me referi no começo do livro, outro elemento essencial para eu me recuperar era o descanso. Precisava ficar na cama até não ter mais febre, parar de tossir e não me sentir mais fraco.

Mesmo mais velho, continuei vulnerável a eventuais resfriados e com bronquite. Esses incidentes geralmente duravam de um a três dias, se eu conseguisse suar todo o resfriado para fora do corpo. Não costumava ter febre, mas a tosse era um óbvio indício de envolvimento dos brônquios; e tomei consciência de que minha

228 | Alexander Lowen

garganta e meus brônquios eram sensíveis ao estresse, mais especificamente ao estresse emocional. Se não consigo expressar um medo verbalmente e acabo guardando-o comigo, lá vem o estresse emocional. Conforme aprendi com a terapia, sempre receara gritar ou chorar, inclusive quando bebê; e esse medo instalou tal estado de tensão em minha garganta que me tornou vulnerável a toda forma de estresse que o mobilizasse. Profundamente enraizado, um medo como esse não pode ser dissipado totalmente, mesmo com uma vida inteira de terapia. Mas pode ser significativamente reduzido se a pessoa compreender sua causa ou raiz e treinar o livre uso da voz a fim de conseguir chorar sempre que sentir medo ou mágoa. Negar ou sufocar o medo, o que pode envolver a supressão de sua consciência, não libera a tensão na garganta e nos brônquios, contraparte física do medo. A asma é a mais evidente manifestação de uma contração dos brônquios relacionada com o medo de chorar ou gritar. Quando consigo fazer pacientes asmáticos gritarem, constatamos uma notável diminuição em sua tendência para crises de asma causadas por estresse. Descreverei mais três exemplos da ligação entre a mente e o corpo nas doenças.

No início dos anos 1960, um paciente que chamarei de Eric – e que aprendi a admirar imensamente – veio me consultar em função de dificuldades enfrentadas no relacionamento com a esposa. Trabalhava como artista gráfico para uma editora de livros sobre parques nacionais; era um naturalista, não em decorrência de um curso na área, mas de um profundo amor pela vida ao ar livre e pela natureza. Tinha o espírito livre, mas seu trabalho não lhe garantia renda suficiente, e o casal entrou em conflito. Eric fora piloto durante a guerra e se tornara um ás do ramo depois de abater cinco aviões inimigos. Como também era marinheiro, convidei-o a velejar comigo em meu barco. Ele me contou que aprendera uma coisa na Força Aérea: a confiar que o avião faria aquilo que havia sido projetado para fazer – aquela confiança diminuíra grandemente seu medo de voar. Pude ver que era ainda um excelente marinheiro, graças não apenas à sua formação como tal, mas a seu passado norueguês e a uma vida desde cedo muito próxima ao mar. Acredito tê-lo ajudado com minhas interpretações e meu apoio (ele chegou a enviar seu filho para se aconselhar comigo), no entanto acabamos perdendo contato.

Muitos anos depois, saindo de um restaurante, Leslie e eu vimos o filho de Eric entrar acompanhado de uma mulher. Abordei-o e fiquei chocado ao saber que seu pai havia morrido. Falecera de câncer de próstata. Assim que expressei meus pêsames, senti uma forte e imediata necessidade de urinar, e suspeitei que estivesse associada à notícia que acabara de receber. Já em casa, consegui expelir apenas uma pequena quantidade de urina – e ao custo de uma dor considerável. Passei repetidas vezes pela mesma experiência durante a noite e, de manhã, não me senti nem um pouco melhor. A necessidade de urinar me causava dor, e a tentativa de fazê-lo era ainda mais desagradável. Passei outro dia nessa mesma tortura, dormindo curtos períodos sem a menor sensação de descanso. Quando a dor continuou por mais uma noite, percebi que chegara ao limite de minha tolerância – e cheguei a desejar a morte para não mais sofrer com aquela tortura.

Comecei então a lembrar de minhas experiências na infância, em que minha mãe me fazia ficar em pé diante do vaso sanitário, tentando urinar, enquanto ela deixava correr água na pia para despertar essa vontade em mim. Recordei ainda que ela sofrera de um caso grave de cistite intersticial ao ficar mais velha. Como a maioria das crianças, eu tinha urinado na cama uma vez ou outra, só que sob a minha havia um urinol para ser usado à noite. Certa vez, estendi a mão embaixo da cama e fiz xixi na primeira coisa que peguei: meu sapato! Também lembrei que, um dia, com 5 anos, sozinho no apartamento, eu saíra de aposento em aposento urinando no chão de todos eles. Não me lembro, porém, de ter sido punido por isso.

Percebi que aquela dor lancinante, seguida à notícia da morte de Eric, não começava no momento em que eu sentia vontade de urinar, mas sim no que me aproximava do vaso sanitário. Assim que tentava reter o impulso, para chegar a tempo à privada, meu esfíncter urinário sofria um espasmo e eu despencava de volta ao inferno. Ocorreu-me então que urinar na exata hora que me desse vontade não seria dolorido, bastava apenas descobrir como fazer isso – se precisasse alcançar o vaso, seria tarde demais. Como o banheiro tinha um piso de lajotas, conclui que poderia urinar no chão assim que sentisse vontade. Tentei e funcionou! Não senti mais dor quando o jato começou, e ele saiu sem obstáculos. Aleluia, estava salvo! Tentei a mesma manobra de novo e, mais uma vez, ela funcionou!

Depois que o problema pareceu resolvido, fui me consultar com um urologista no hospital local. Ele afirmou que eu havia sofrido um ataque de cistite, pegou uma amostra de urina e me deu um antibiótico. Voltei a vê-lo dois dias mais tarde, já sem nenhum problema, sentindo-me bem. O médico já me cumprimentou adiantando: "Tenho más notícias para você. Perderam sua amostra de urina e, por isso, não podem dizer de que microorganismo se tratava e não poderei lhe prescrever o antibiótico correto". Ele queria fazer um exame de raio X de meus rins, mas recusei. O urologista insistiu: "Preciso saber se está tudo bem". Respondi que, se ele precisava saber, isso era problema dele, não meu. (Não faço exames médicos de rotina para saber se estou bem de saúde. Confio em minha capacidade de sentir se está acontecendo alguma coisa com meu corpo.) Ele enfim aceitou minha recusa e nos tornamos amigos.

Soube que minha próstata estava aumentada, entretanto, como não me criava problemas, eu a ignorava. (Evito toda e qualquer intervenção cirúrgica, a menos que acredite ser imprescindível.) Certa noite, depois de beber dois Martinis em um coquetel, descobri que não conseguia urinar, apesar de sentir a bexiga cheia e uma vontade enorme de fazer xixi. Diferentemente da dor de queimação da cistite, agora me doía a bexiga, lotada e sem perspectiva de ser esvaziada. Um espasmo na uretra bloqueava a saída do fluxo, e eu sabia que, se conseguisse relaxar, esse espasmo desapareceria. Com essa idéia em mente, sentei-me numa banheira cheia de água quente. Só piorou.

Finalmente, às duas da manhã, Leslie me levou até o hospital, onde precisaram usar um cateter para aliviar a pressão. A enfermeira sabia o que estava fazendo e, conquanto a introdução do cateter fosse um pouco dolorosa, a descarga que se seguiu foi como o paraíso para mim. Acreditei que esse seria um evento isolado e não fiz nada a respeito; na realidade, passaram-se meses antes que outro incidente desses ocorresse, agora quando eu estava fora de casa.

Viajara a Munique para um *workshop* de uma semana num centro de tratamento. Pernoitaria no Hotel Internacional da cidade e, de lá, sairia para o local do evento no dia seguinte. Uma das assistentes me recebeu no aeroporto para me levar ao hotel. No caminho, sugeriu que parássemos numa fábrica de cerveja, antes do jantar, a fim de apreciarmos um pouco da melhor bebida de Munique. Concordei e bebi com prazer um caneco grande que nos serviram na cervejaria. Chegando ao restaurante, bebi outro caneco grande de cerveja; e foi durante essa segunda rodada da bebida que senti a pressão aumentando dentro da bexiga. Para minha aflição, descobri que novamente não conseguia esvaziá-la, e a dor ficava cada vez maior. Na esperança de relaxar e urinar, caminhei até o hotel, apesar do constante aumento de pressão na bexiga cheia; lá, tentei novamente relaxar numa banheira com água quente, o que, mais uma vez, não surtiu efeito. Precisaria de outro cateter, e sabia disso, mas estava inseguro de ir ao hospital num país estrangeiro. Como não havia alternativa, liguei para a recepção e pedi um táxi. Os médicos sabiam exatamente o que fazer: inseriram o cateter e logo me senti bem. Ministrei o *workshop* sem mais problemas e voltei para casa.

Alguns meses mais tarde, porém, passei outra vez pelo mesmo problema em casa e, de novo, à noite. Novamente fui parar no hospital para uma sessão com cateter. Dessa vez, contudo, o médico decidiu deixar o cateter na uretra por alguma razão. Fiquei aliviado da dor, mas incomodado com aquele instrumento dentro de mim. Ainda assim, relutava em tirá-lo sozinho e procurei o urologista que me atendera no caso da cistite. Ele me pediu que fosse ao consultó-

232 | Alexander Lowen

rio para um exame, antes de remover o dispositivo. O exame revelou um considerável aumento da próstata, e o doutor me aconselhou a fazer uma prostatectomia. Infelizmente, algo assim tão grande não poderia ser removido pela uretra, no procedimento cirúrgico que se tornara padrão. O médico teria de me operar pela cavidade abdominal, usando a técnica suprapubiana. Era uma operação de grande porte, contra meus princípios, mas eu não tinha escolha. Dei entrada no hospital no dia seguinte, e a operação foi realizada um dia mais tarde. Tomei uma anestesia epidural, de modo que fiquei acordado durante todo o procedimento, mas foram necessários sedativos durante dois dias para evitar a forte dor que se seguiria. Ao final, minha recuperação levou uma semana, devido a um sangramento de cinco dias na bexiga, que me custou um novo cateter para drenar o sangue e a urina o tempo todo. A cura foi lenta porém segura, embora minha urina apresentasse traços de sangue por vários dias depois de eu receber alta. A operação removeu a pressão no ânus causada pela próstata aumentada. Recuperei-me completamente.

Essa experiência me deu a oportunidade de compreender a dinâmica energética do problema. Atribuíra a cistite à interferência materna no funcionamento de minha micção. Ela também interferira no funcionamento de minha evacuação ao aplicar enemas e me dar laxantes, para ter certeza de que eu ficaria "limpo". Esses procedimentos invasivos perturbaram o funcionamento natural de minhas funções excretoras, as quais passaram a não funcionar espontaneamente. Resultou disso uma tensão crônica em meu soalho pélvico, que agia como um freio sobre a descarga da excitação, especialmente a sexual; e essa energia excessiva estimulou as glândulas da próstata a multiplicar a produção de células, causando aquele aumento patológico. Acredito que a tendência de muitos homens em adiar a descarga sexual constitua um fator importante no desenvolvimento de próstatas de tamanho anormal – aumento semelhante aos tumores uterinos benignos que afetam as mulheres. Acredito também que essa estagnação da energia possa levar à formação de cânceres, caso a energia geral do corpo seja lenta.

Sete ou oito anos mais tarde, sofri outro problema no funcionamento do corpo, fruto de uma tensão corporal crônica: meus joelhos já não funcionavam direito. Uma dor muito forte no joelho esquerdo me impedia de andar, até que, após vários dias, ele inchou. Como a dor já durava mais de uma semana, consultei um ortopedista especializado em lesões de esportistas. Ele constatou que eu havia luxado o ligamento cruzado do joelho esquerdo e sugeriu uma operação. Disse ainda que eu poderia evitar a cirurgia com um tratamento conservador, embora não pudesse garantir sua eficácia. Para diminuir a dor e reduzir o inchaço, prescreveu duas aspirinas depois de cada refeição, por um período de sete a dez dias. Fiquei animado com esse tratamento, pois faço qualquer coisa para evitar uma operação, mesmo que se trate de um procedimento artroscópico. A terapia funcionou com eficácia. Em uma semana, o inchaço e a dor tinham diminuído sensivelmente e, ao final de mais três dias, minha perna parecia normal e funcionava bem. Precisei deixar a dança de salão por causa da dor, mas, uma vez recuperado, pude retomar essa atividade.

Infelizmente, dois anos depois, ouvi no joelho direito um estalo semelhante ao que ocorrera no esquerdo; um som duplo, dando a idéia de que seria uma lesão mais extensa. Fui encaminhado a outro ortopedista, igualmente especializado em lesões de esportistas. Esse novo médico, imaginando que eu tivesse lacerado a cartilagem anterior do joelho, pediu uma ressonância magnética a fim de projetar a imagem da lesão no tecido. O exame revelou uma lesão em forma de alça, atingindo a porção anterior da cartilagem. Ele definitivamente recomendava uma artroscopia para remover a parte lesionada, sem a necessidade de uma incisão de toda a cavidade articular. Segundo ele, o tratamento à base de aspirina usado anteriormente não era adequado nesse caso; não insisti. Tinha a sensação de que esse joelho sofrera um dano mais grave e concordava que, dessa vez, a aspirina não daria conta do recado. Marquei a operação, na qual receberia

234 | Alexander Lowen

anestesia geral para garantir que não me mexeria enquanto os instrumentos estivessem na cavidade do joelho.

Quando a cirurgia terminou e voltei da anestesia, já conseguia me manter em pé sem sentir dor. Depois de uma semana, no entanto, ficar em pé deixava minha perna esquerda inchada e dolorida. Na semana seguinte, deveria embarcar para a Grécia a trabalho. Felizmente, a perna direita me permitia andar jogando o peso do corpo sobre ela, sem sentir muita dor. E, chegando ao hotel na Grécia, tive a boa sorte de encontrar uma colega, excelente massagista, que pôs minhas pernas no colo e as massageou dos joelhos até os dedos. Surpreendi-me, pois, após quarenta minutos, tanto o inchaço como a dor haviam desaparecido completamente. Precisei de massagens diárias nas pernas para manter o inchaço e a dor sob controle, e fiquei aliviado de a massagem proporcionar esse efeito tão benéfico. Atribuí esse resultado ao fato de a massagista não ser apenas uma profissional de massagem, mas também uma pessoa com profunda sensibilidade, capaz de perceber o estado das pernas e lidar com elas. Contudo, passaram-se vários meses antes que o inchaço desaparecesse completamente e eu não sentisse mais nenhuma dor ao andar.

Já se passaram mais de dez anos desde que senti aquela dor e aquele inchaço nos joelhos. Afora um ou outro estalido ocasional, não senti mais nenhum desconforto nas pernas. Mas penso que isso se deva ao fato de eu ter finalmente compreendido a razão de minha vulnerabilidade a esse tipo de trauma.

O trauma no ligamento resulta de um deslocamento do peso do corpo para a parte da frente da cartilagem; o peso, portanto, não está centrado. E foi essa a chave de minha compreensão. Essa região da cartilagem é mais fina e, assim, mais vulnerável a lesões sob aumento de pressão. Escrevi muito sobre a sensação do *grounding*, de estar completamente enraizado. Por alguma razão, ficar em pé perto de precipícios sempre me deixou nervoso. Mesmo tentando me manter ereto, nunca consegui achar uma posição para os pés que me desse uma boa sensação de segurança, como já vi em muitas outras pessoas.

A idéia de que, inconscientemente, eu estava inclinado à frente não me ocorreu até o dia em que trabalhei com um paciente que se sentava na cadeira com essa postura. Ele se inclinava tanto à frente que sua cabeça quase tocava meus joelhos. Então me "caiu a ficha", e eu disse para ele: "Stuart você está 'adiante' de si mesmo". Ele mantinha a cabeça constantemente posicionada à frente do corpo, e eu percebi que fazia a mesma coisa. Stuart passava todo o tempo fazendo uma varredura do chão à sua frente, tentando rastrear sinais de perigo. Desenvolvera essa atitude inconscientemente, no início da infância, em função da insegurança que sentia na relação com os pais. Tinha vivido a típica situação edipiana com mãe sedutora e pai distante, e precisava se programar para se defender da sedução da mãe e da hostilidade do pai. Quando criança, eu vivera algo semelhante e conseguia me lembrar do quanto me deixava desconfortável a situação de meus pais.

A descoberta de que eu não era centrado sobre meus pés e de que não tinha realmente um bom *grounding* exerceu grande impacto em minha vida e em meu trabalho. Obrigou-me a lidar com minha insegurança básica e a constatar que nem todo o conhecimento e nem toda a superioridade intelectual poderiam compensar essa carência. Em algum remoto recesso da consciência, via-me construindo um império, especificamente no campo terapêutico. Agora, essa visão narcisista começava a se desintegrar e isso me permitiu enxergar algumas verdades simples a respeito da vida e de mim mesmo.

Como a estrutura neurótica estava incrustada no corpo sob a forma de tensões musculares crônicas, a desmontagem dessa estrutura precisa ocorrer no nível corporal. Meu processo de desmontagem começou em 1995, voltando de um *workshop* na ilha de Santa Lucia, no Caribe. Era o quinto *workshop* que fazia ali, e, daquela vez, não passara pela mesma experiência prazerosa de sempre. O hotel, novo quando fomos lá pela primeira vez, tornara-se famoso, lotado de hóspedes e, portanto, muito mais barulhento. A qualidade do serviço também piorara por causa disso.

Ao chegar em casa, senti uma dor bastante forte na nuca. Girar a cabeça de um lado ou de outro também era dolorido, e o pescoço estava duro; a dor irradiava até o topo do crânio. Consegui aliviar a tensão com uma ducha quente, dirigindo o jato d'água para o alto da cabeça e o pescoço. Isso ajudou um pouco.

Naquele momento, o corpo me forçava a rever minha determinação de realizar coisas e manter um controle mental sobre tudo.

19

O Instituto Internacional de Análise Bioenergética

Em meados dos anos 1970, o Instituto Internacional de Análise Bioenergética havia se expandido a ponto de se tornar uma organização que abarcava grupos de profissionais dos Estados Unidos, Canadá e Europa. Essas agremiações organizavam *workshops* conduzidos por terapeutas com experiência profissional e que haviam passado por terapia ou feito seminários comigo ou com John Pierrakos. Nos primeiros vinte anos de sua existência, a análise bioenergética não contava com um programa formal de treinamento. A instrução era ministrada em encontros realizados no escritório do instituto – que, na realidade, era o apartamento em que Pierrakos e eu tínhamos nossos consultórios. Esses encontros ocorriam nas terças à noite, quando eu pernoitava em Nova York. O grupo variava entre 10 e 25 interessados. Eu apresentava os casos (às vezes, Pierrakos o fazia) e depois discutíamos a terapia bioenergética aplicável em cada um. A análise sempre era feita no nível caracterológico, focalizando a dinâmica corporal. Nutríamos interesse pelo conceito reichiano de orgônio e por sua manifestação numa aura em torno do corpo, que era possível de ser vista sob condições adequadas de luminosidade. Nesses encontros, mostrávamos a parte física da terapia, mas as demonstrações eram limitadas devido ao espaço disponível. O foco principal era entender a estrutura de caráter. Quando esses encontros terminavam, por volta das onze da noite, seguíamos para um restaurante nas imediações, chamado The President, na avenida Lexington perto da rua 40, para uma refeição ligeira e mais um pouco de bate-papo.

Naquela época, John Pierrakos e eu ministrávamos, por ano, três palestras abertas ao público na Igreja Comunitária de Park Avenue, esquina com a rua 35. Essas palestras atraíam mais de cem ouvintes por vez. Depois, seu conteúdo era impresso e distribuído pelo escritório do instituto. Incorporei essas palestras nos livros que escrevi, mais precisamente em *Prazer*, em *Amor e orgasmo* e em *O corpo em depressão*. Outro programa que o instituto usava com propósitos pedagógicos era um amplo *workshop* de fim de semana, que ocorria na sala de reuniões de um hotel. Entre trinta e sessenta pessoas compareciam a esse seminário, que apresentava estudos de leitura corporal dos participantes individuais e exercícios grupais de bioenergética, destinados a aumentar a percepção corporal de cada pessoa – liberando suas tensões e expressando seus sentimentos e sensações. Esse *workshop* era freqüentado tanto por nossos pacientes quanto por outros que ouviram falar da bioenergética e se interessaram em experimentá-la. Conforme crescia o interesse pela bioenergética, o instituto começou a precisar de mais espaço para seus programas.

Em meados dos anos 70, o instituto alugou um *loft* na rua 40 Leste, entre a Quinta Avenida e a avenida Madison. Foi reformado para abrigar três pequenas salas de atendimento individual, além de uma espaçosa sala de exercícios na qual poderíamos realizar os *workshops* de fim de semana. Isso se mostrou muito vantajoso para introduzir a análise bioenergética a um número ainda maior de pessoas na região de Nova York. Leslie mantinha um curso noturno de exercícios, no *loft*, que era muito popular. Essa atividade não era do mesmo tipo das aulas comuns de academia, pois não se destinava a fortalecer os músculos nem aumentar a massa muscular. Seus

Uma vida para o corpo || 239

exercícios tinham como objetivo tornar o corpo mais vibrante e a respiração mais profunda – e, com isso, intensificar as sensações corporais dos praticantes. Estes eram incentivados a expressar seus sentimentos de raiva, tristeza e protesto. Havia exercícios especiais para liberar tensões crônicas. Os *workshops* também faziam muito sucesso. Como, depois de mais ou menos cinco anos, o instituto começou a ter problemas com os proprietários do edifício, porque os exercícios mais potentes faziam o chão tremer, incomodando os novos inquilinos que tinham alugado o andar de baixo para montar um estúdio fotográfico, tivemos de sair do local. Durante vários anos, depois disso, alugamos salões de baile ou salas de reunião espaçosas em hotéis no centro da cidade, mas sempre havia a questão do barulho.

Em 1973, Leslie decidiu fazer seus *workshops* em nossa casa, que tem uma ampla área de lazer. Essas aulas de exercícios ainda ocorreram por vários meses antes da morte de Leslie. Mas seminários de análise bioenergética para grupos grandes continuam sendo ministrados na região de Nova York, num centro para conferências em Pawling, dirigido pela ACM da cidade. Esses *workshops* são realizados em um edifício à parte, que também oferece acomodações aos participantes – como o prédio fica separado das demais instalações, o barulho deixou de ser problema.

Talvez o leitor esteja intrigado com o fato de ser tão importante que as pessoas façam barulho na terapia bioenergética, gritando ou berrando. A razão é que a maioria dos indivíduos cresceu em famílias cujos pais reprovavam as manifestações em voz alta, os gritos. Na realidade, praticamente todos fomos abafados – e precisamos recuperar nossa "voz". Uma poderosa tensão na mandíbula, na garganta e no peito bloqueia a capacidade de gritar. Percebi que a pessoa que não consegue gritar foi vítima de crueldade por parte dos pais e continua sendo vítima, por causa do medo da reação que isso pode provocar. No caso – que saiu nos jornais há muitos anos – das cinco enfermeiras assassinadas em Chicago por um criminoso

240 || Alexander Lowen

que logrou entrar em seu apartamento, nenhuma delas gritou, de tão paralisadas de medo. Sentindo a ameaça, esconderam-se sob a cama. O marginal foi chamando uma a uma até a sala, onde as estrangulava. Se tivessem gritado com todas as forças, estou seguro de que o matador teria saído correndo. Acredito que a incapacidade dessas mulheres para gritar tenha lhes custado a vida. Depois disso, ele escreveu no espelho, com um batom vermelho, "Detenham-me antes que eu mate mais". O uso da voz na terapia bioenergética é fundamental, pois não fazer uso de toda a sua potência limita seriamente a vida de uma pessoa.

As técnicas bioenergéticas não são atrativas para todos. A maioria tem medo de qualquer forma de manifestação mais forte, mas esse medo limita e restringe sua expressão pessoal. Conforme perde seu medo de se expressar agressivamente e com força, a pessoa começa a usufruir da plena expressão vocal de seu ser. Muitos indivíduos são atraídos para a bioenergética porque ela encoraja a plena expressão de sentimentos e sensações, quando apropriados – e há momentos em que o são. A livre expressão de sentimentos e sensações faz o indivíduo se sentir mais forte. O poder terapêutico da análise bioenergética atrai muitas pessoas, que percebem como são amedrontadas e como sua vida é limitada. Não estou dizendo que a análise bioenergética seja só gritaria. Trata-se de tornar o indivíduo mais cheio de vida – promessa que atrai tantos pacientes para essa terapia.

Nos anos 1970, centros de bioenergética estavam sendo inaugurados nos Estados Unidos e no exterior. O antigo método de treinamento, que nos levava a viajar a diferentes cidades e países para apresentar a bioenergética, não fazia mais sentido. Os novos centros necessitavam de um programa de treinamento mais organizado, conduzido por instrutores responsáveis. Essa questão estava no programa de um encontro de terapeutas que davam aula, realizado em Waterville Valley em 1976. Após a conferência, na qual foram apresentados os artigos, realizou-se uma reunião com todos os treinandos de bioenergética, com o objetivo de estabelecer uma estrutura formal para os programas de treinamento. Havia em torno de vinte terapeutas nessa reunião, mas nem todos estavam em preparação.

Nessa ocasião, ficou decidido que o programa de treinamento deveria abranger quatro anos de estudos, com reuniões de reciclagem com uma semana de duração cada, quatro vezes por ano. Além do treinamento formal, os estudantes deveriam fazer um mínimo de cem horas de terapia bioenergética com um terapeuta reconhecido. Além disso, os candidatos à obtenção do certificado eram obrigados a cumprir de cinqüenta a cem horas de supervisão, com um instrutor certificado. Após o cumprimento desse programa, os candidatos seriam avaliados pelos dois instrutores internacionais que haviam cuidado das aulas para aquele grupo, ao longo dos quatro anos da formação. Se os candidatos completassem os créditos de forma satisfatória, receberiam um certificado atestando sua qualificação como terapeutas bioenergéticos pelo Instituto Internacional de Análise Bioenergética. Esse projeto pareceu um bom esquema de treinamento para profissionais, mas tinha uma fraqueza que, aos poucos, foi minando sua eficácia. O critério de saúde em que eu acreditava era o reflexo do orgasmo. Esse reflexo acontecia raramente na terapia de cada um dos instrutores internacionais. Na minha terapia com Reich, o reflexo do orgasmo se desenvolveu no término do trabalho. Foram necessários três anos com Reich, dois deles com até três sessões por semana, para chegar lá. Eu realmente não esperava que esses instrutores chegassem no mesmo ponto, mas me desencorajava a magnitude dos problemas corporais apresentados pela maioria deles. Alguns tinham passado por terapia com Pierrakos, que não parecia ter sido mais eficiente do que eu. Fiquei decepcionado e desencorajado, mas estava determinado a fazer que o programa desse certo e fosse adiante.

Como citei no capítulo "Desenvolvimento do Instituto de Análise Bioenergética e experiências no Instituto Esalen", naquela reunião dos instrutores foi escolhido um comitê para dirigir o Instituto Internacional. Fui escolhido para prosseguir como diretor-executivo, e o dr. John Bellis, de New Haven, uma pessoa próxima de Pierrakos, foi eleito diretor-administrativo. Pouco após o encerramento da reunião, o dr. Bellis escreveu uma longa carta dirigida a todos os membros do instituto, para anunciar seu novo papel e propor que lhe comunicassem quaisquer idéias que tivessem sobre como gerenciar a associação. Essa atitude me deixou enfurecido. Entendi que levaria à formação de uma organização política, em lugar de uma associação educacional. O acordo da diretoria que criou o instituto original afirmava que o propósito da direção era promover e aprofundar a compreensão dos princípios da bioenergética, subjacentes ao comportamento humano, divulgando essas informações para o público em geral. Reich difundira toda uma massa de dados sobre os processos energéticos do corpo e sobre como tais processos eram controlados e dirigidos pela cultura. Nós, que herdamos sua missão, necessitávamos aprofundar e ampliar esses princípios por meio de nossas próprias pesquisas e experiências. Uma parte dessa pesquisa seria baseada nos resultados e experiências da análise bioenergética. Essa não era a finalidade que animava a maioria dos instrutores, e isso não era uma situação que eu poderia suportar. Nessa altura, não vi mais sentido em lutar para defender minha visão. Foi então que renunciei ao cargo de diretor-executivo do instituto.

Minha atitude foi um choque para os instrutores mais próximos a mim. O dr. Jack McIntyre, diretor da Sociedade de Análise Bioenergética de Michigan, telefonou-me para dizer: "Al, você não pode renunciar. Você é o instituto". Outros colegas manifestaram a mesma opinião. Concordei em retirar a minha renúncia e pedi a Ed Svasta que se tornasse diretor-adjunto. Ele manteve o cargo até 1996 e realizou um excelente trabalho, merecedor de todo o meu respeito.

Essa mudança não acabou com os problemas da associação. Vários instrutores eram membros do Comitê Executivo, mas o instituto continuou em dificuldades, o que me levou a questionar diversas vezes meu envolvimento. Já em 1976, ponderei se alguma forma de organização seria capaz de promover a bioenergética como símbolo de sua dedicação à verdade. Venho repetindo para muitos colegas uma história que Wilhelm Reich contou. Ela diz que, um belo dia, voltou ao inferno um jovem demônio que passou algum tempo na Terra causando diversos problemas; de maneira agitada e convulsiva, logo ao chegar, ele exigiu uma reunião com o diabo-chefe, pois os demônios estavam em sérios apuros na Terra. Os guardas ficaram tão impressionados com a gravidade da requisição que o levaram até a câmara interna, onde o diabo-chefe encontrava-se sentado em seu trono. O jovem demônio inclinou-se numa reverência profunda e, com voz trêmula, exclamou: "Mestre, estamos perdidos. Descobriram a verdade na Terra". O velho diabo-chefe pareceu indiferente e, em voz baixa, disse apenas: "Tudo bem. Vá lá e crie uma organização!".

Por que organizações são tão propensas a decepcionar as pessoas? A resposta é: todas as organizações se baseiam em poder. Alguém tem de manter o controle, o que necessariamente lhe dá mais poder que aos demais. Com isso, os professores têm mais poder que os alunos e podem exigir que pensem do jeito que eles (professores) acham melhor, para que possam ser aprovados ou aceitos. O presidente de uma empresa tem o poder de exigir que seus funcionários sigam suas diretrizes. Ele é o diretor. Não estou discutindo se isso é bom ou mau; é apenas inerente à natureza de todo grupo organizado.

Quando se dá a um instrutor o poder de qualificar um candidato, ele está em condições de controlar o que o candidato faz ou no que acredita. Naturalmente, nem todo instrutor ou treinador age de forma irracional, mas a situação é vulnerável. Nos primeiros passos da análise bioenergética, muitas pessoas se sentiam atraídas por essa disciplina justamente por ela ser vista como um programa antiautoritário. Na bioenergética, a pessoa é considerada livre para expressar seus sentimentos e pensamentos. Antes que o programa de treinamento se tornasse "organizado e estruturado", houve diversos casos de indivíduos psicopáticos que organizaram um programa de

244 | Alexander Lowen

bioenergética, atraíram seguidores e exploraram sua necessidade de ajuda. Isso é o que uma organização estruturada deve, em princípio, prevenir – e em certa medida o consegue; porém, assim que alguém ocupa uma posição de poder, é difícil impedi-lo de agir de acordo com suas crenças pessoais.

O maior problema que enfrentei no instituto foi um conflito entre os que acreditavam que a terapia bioenergética era basicamente um processo psicanalítico e os que a consideravam um processo físico. Sempre defendi a posição de que o problema psicológico estava subordinado ao problema físico, que os processos energéticos determinavam os processos psicológicos, *e não o contrário*. Usar alguns exercícios como complemento da psicanálise não é bioenergética – no entanto, foi isso que vi acontecer ao longo do programa de treinamento. Muitas vezes, quando encaminhava para outro terapeuta algum paciente, este me telefonava para dizer que a terapia estava sendo basicamente verbal, com pouco trabalho corporal. Às vezes, passavam-se meses sem que o terapeuta fizesse qualquer exercício físico. Eu achava que isso era uma traição da minha abordagem, pois desenvolvi uma terapia baseada no corpo. Fiz e faço muito trabalho corporal com meus pacientes, para ajudá-los a liberar algumas das tensões musculares mais severas que os reprimem e limitam seu ser. Fui acusado de praticar uma "terapia pesada" (trabalho corporal intenso) – no passado, isso foi verdade. No entanto, nunca fiz com um paciente nenhum trabalho corporal que eu não tivesse feito em mim mesmo. Apesar de toda a consideração que a maioria dos membros da academia demonstrava por mim, podia sentir certa hostilidade por parte de integrantes da comunidade internacional.

Outra questão caracterizava a desunião da comunidade bioenergética. Mencionei anteriormente que os programas de exercícios faziam parte dos *workshops* da disciplina. A partir do desenvolvimento da abordagem bioenergética, em 1954, segui um programa razoavelmente regular de exercícios bioenergéticos, realizados em casa. Desde a introdução da banqueta bioenergética de respiração, entre 1954 e

Uma vida para o corpo ‖ 245

1955, venho usando esse aparelho para melhorar a função respiratória – até hoje ainda o utilizo. Desde o começo da análise bioenergética, também tenho praticado regularmente os exercícios de *grounding*. Sempre achei muito estranho que outros terapeutas bioenergéticos não incorporassem esses exercícios como rotina em seus cuidados de saúde pessoal. Nunca criei caso por causa disso, mas sempre tive dificuldade em entender sua resistência. Claro que fazer os exercícios de bioenergética não é a solução para a saúde, mas ajuda muito. Pouquíssimos instrutores ou terapeutas trouxeram-me exercícios que tivessem realizado e achado úteis. Parece-me estranho que um instrutor não tenha sua própria seqüência rotineira de exercícios de bioenergética.

Era cada vez maior a cisão, no instituto, entre mim e a maioria dos instrutores, o que me perturbava seriamente. Quando me queixei disso, disseram que se tratava de um fenômeno transferencial. Eu era a figura paterna, que os filhos achavam autoritária e se ressentiam disso. Bom, em certa medida isso era correto. Eu era o criador e o "pai" da análise bioenergética e queria, sem dúvida, que a disciplina refletisse minhas posições. Fiz um investimento enorme na análise bioenergética e não podia simplesmente entregá-la aos meus "filhos", que não tinham nem o histórico de estudos com Reich, meu pai terapêutico, nem a mesma compreensão do corpo e seus correlatos psicológicos que eu. Por que eu não conseguia me desligar? Não será verdade que todo pai tem esse tipo de problema com seus filhos? E, no entanto, eu sabia que havia algo na minha personalidade que me impelia adiante. Não podia ignorar o fato de que havia dito a Reich que meu objetivo na vida era ser famoso. O que pode ser mais narcisista que isso? Não obstante, sempre conseguia justificar a minha posição. Esse trabalho que estava fazendo não era uma importante contribuição para a humanidade? Sim, era – e ainda acredito que seja. Sentia-me impotente e, apesar disso, não conseguia desistir da minha luta. Não aceitava a idéia de um fracasso.

O ano de 1976 assinalou o 20º aniversário de fundação do Instituto Internacional de Análise Bioenergética como entidade legal. Celebra-

246 | Alexander Lowen

mos a data com uma festa de gala no Plaza Hotel, em Nova York. Muitos membros compareceram e todos tivemos uma noite extremamente agradável. Mas a data marcou também o início de um esforço interno para eu me desligar, e assim ter tempo para elaborar as pendências que bloqueavam meu senso de realização e destruíam minha sensação de paz e contentamento. Ao mesmo tempo, eu prejudicava a terapia que estava fazendo com meus pacientes, porque não podia ir com eles adiante na estrada da autodescoberta – ao menos não mais do que eu mesmo tinha sido capaz de ir em meu processo pessoal.

Quando voltei da conferência em Waterville Valley, fiz uma mudança significativa em minha vida. Deixei de fumar cachimbo. Já havia parado de fumar várias vezes antes, e numa delas permaneci dois anos sem pitar. No entanto, sempre acabava retomando o hábito. Apesar de nunca ter tragado, eu sempre fumei muito, especialmente na juventude. Costumava fumar durante as sessões de terapia que conduzia. Comecei em 1932, quando tinha mais ou menos 21 anos; no início, fumava só depois do trabalho. Naquela época, era funcionário público da cidade de Nova York e prestava um serviço administrativo para o Instituto Municipal de Aposentadoria do Magistério. O trabalho era muito monótono, e eu me lembro da nítida sensação de prazer que me tomava quando saía do escritório, às cinco da tarde, e acendia meu cachimbo. O aroma do fumo era muito agradável, e, além disso, pitar simbolizava que eu era livre. Nessa época, não fumava muito – o desejo era forte apenas depois das refeições. Com o passar do tempo, porém, o hábito foi se tornando mais freqüente. Quando dava aulas no colegial, fumava na sala dos professores nos intervalos. Mais tarde, criei o hábito de ficar com o cachimbo pendurado na boca mesmo que não fosse para pitar. Esse hábito persistiu durante todos os anos em que estudei medicina em Genebra. Os garçons de um café próximo à faculdade começaram a me chamar de sr. Cachimbo [*monsieur La Pipe*], porque constantemente me viam com ele na boca.

Sempre tive consciência de que fumar me dava uma espécie de satisfação oral. Era realmente um substituto para o seio; estar com o cachimbo me dava uma sensação de segurança e satisfação. Nunca fumei cigarros; quando era mais velho, no entanto, também gostava de acender charutos depois do jantar. Meu pai tinha sido um fumante inveterado de charutos – mas eu era mesmo um fumador contumaz de cachimbo. O odor deste era capaz de me excitar, ao passo que a fumaça do charuto bloqueava a excitação. Acho que a posição do cachimbo na boca sugere um intelectual. Embora me descreva como uma pessoa mais identificada com o aspecto físico da vida do que com o mental, devo admitir que também me via como um pensador.

O que me fez deixar o hábito de forma definitiva foi ter parado de gostar do aroma do cachimbo. Ao mesmo tempo, constatei que sua fumaça surtia um efeito negativo sobre meu corpo. Sentia até que, quando acendia o cachimbo, um calafrio me arrepiava. Eu havia percebido essa reação antes, mas não levei a sensação a sério porque ela costumava passar depressa. Naquela manhã de 1976, porém, não pude mais ignorá-la. Sabia que o calafrio resultava da ação da nicotina na fumaça, contraindo os capilares periféricos. Causou-me um choque constatar o quanto eu tinha ficado insensível à nicotina e tornado meu corpo vulnerável. Foi uma surpresa quando percebi que, de uma hora para outra, não sentia mais desejo de fumar. No início, isso teve um efeito incomum para mim. Ao tentar escrever, constatei que não conseguia me concentrar. Então compreendi que fumar amortecia meu corpo e permitia que me concentrasse nos pensamentos. Certamente, essa não era uma maneira saudável de funcionar como escritor. Eu acreditava que era possível me dar o tempo necessário até que a concentração voltasse. Quando isso ocorria, era capaz de escrever tão bem quanto antes, quando não melhor. Minhas mãos costumavam ser frias, mas desde que parei de cachimbar elas ficaram consideravelmente mais aquecidas.

248 | Alexander Lowen

Com os anos, o instituto teve seus conflitos de família. Tanto Eric Fromm como Wilhelm Reich se expressaram da mesma forma a esse respeito, descrevendo a família moderna como patriarcal e autoritária. Mas, fundamentalmente, ela se baseia na riqueza, que é poder. Nas culturas em que a vida é baseada na subsistência e não há riquezas, não há problema edipiano – justamente porque não há poder. Minha observação dos povos levou-me a acreditar que, quando atuam nesse nível, não há rivalidade entre pai e filho pela mãe, e a ansiedade de castração não é um fator na vida dos homens. Fiquei chocado quando, no instituto, minha apresentação dessa importante questão não despertou interesse por parte da platéia. Para mim, essa questão chega ao cerne da condição humana: o poder destrói a vida. Em 1980, apresentei essas idéias em meu livro mais importante: *Medo da vida*.

Minha capacidade intelectual camuflara uma dimensão imatura de personalidade. Como havia escrito diversos livros populares e criado uma organização internacional amplamente respeitada, eu era considerado por muitas pessoas um sucesso. Para descer à realidade, era preciso me desvencilhar das armadilhas do sucesso. Para isso, finalmente renunciei ao cargo de diretor-executivo do Instituto Internacional de Análise Bioenergética em maio de 1996. Embora essa atitude não mudasse nada na minha vida cotidiana, quando penso naquele tempo percebo que a sensação foi de liberdade. Não era mais responsável pelo instituto, nem pelo que as pessoas fizessem em nome da bioenergética. Essa atitude não me transformou, e minha vida prosseguiu da mesma forma que antes da renúncia.

Hoje, o instituto tem mais de cinqüenta anos. Desde que renunciei ao cargo de diretor-executivo, a organização mudou de comando várias vezes. Em dezembro de 2003, fui visitado por Hugo Steinmann, atual presidente do instituto, que hoje está sediado em Zurique, na Suíça. Ele confirmou que o interesse pela bioenergética continua vivo, relatando que, em uma conferência internacional realizada no Brasil, em outubro de 2003, participaram mais de 450 interessados. Enviei uma fala de abertura para esse evento, lida pelo organizadores da conferência. Os programas de treinamento continuam sendo ministrados no mundo todo, e meus livros esgotados estão sendo reimpressos. Não estou mais em conflito por causa do Instituto Internacional de Análise Bioenergética.

20

Anos de prazer
e estresse

A Conferência Bienal do Instituto Internacional de Análise Bioenergética, em 1980, foi realizada em Taormina, na Sicília, dando início a uma política de alternar as conferências bienais entre a América do Norte e a Europa. A Sicília era desejável porque ficava na Itália, onde o instituto desenvolvera um grupo razoável de seguidores. Betty Skalecki, secretária do instituto, percorreu a Sicília de carro e encontrou um hotel muito bonito em Taormina, onde a conferência poderia ser realizada. Soube que essa cidade era um local recomendado para turistas. O município se orgulhava de possuir um antigo anfiteatro do tempo greco-romano, que ainda estava em pleno uso, assim como um antigo monastério, que atendia chefes de Estado e outras celebridades.

Uma semana antes da conferência, Leslie ficou de cama, com uma crise de dores abdominais. Durante sua aula de terça-feira à noite, sentiu dores tão fortes que teve de cancelar a atividade, o que raramente fazia. Eu estava em Nova York naquela noite, como era costume – minha agenda semanal típica tinha dois dias na cidade, com pernoite no próprio escritório, para evitar o estresse de ir para casa e voltar para Nova York duas vezes em dois dias. Leslie foi se deitar, esperando que a dor cedesse naturalmente, mas, depois de uma noite revirando-se na cama, o sofrimento continuava. Ela agüentou ainda durante toda a manhã, mas, ao meio-dia, sem que a crise cedesse, Leslie ligou para uma amiga, que a aconselhou a procurar um médico. Quando o médico me telefonou, cancelei meus compromissos e voltei para casa.

Ao ver Leslie, percebi que seu quadro era sério; o mais provável era que se tratasse de uma crise de apendicite. Dr. Brown, um médico local, achou também, após um exame não conclusivo, que podia ser apendicite, mas a dor havia se deslocado para o quadrante esquerdo do abdome, levantando a possibilidade de um cisto ovariano. Ele insistiu enfaticamente que Leslie fosse levada ao hospital e recomendou um jovem cirurgião, que providenciou a internação. Apesar de exames mais extensos, o cirurgião residente não conseguiu chegar a um diagnóstico. Leslie foi internada num apartamento particular, para passar a noite em observação, e eu fui para casa.

Pela manhã, raios X e outros procedimentos de rotina não apresentaram um resultado definitivo de apendicite. Leslie estava ficando impaciente. Se o problema não era apendicite, ela achava que podia muito bem ir para casa. No fim da manhã, um auxiliar de enfermagem levou-a numa cadeira de rodas até o setor de raios X, onde a deixou congelando no corredor – ela só estava vestida com a camisola do hospital. Depois de algum tempo, Leslie se levantou da cadeira e, mesmo com uma intravenosa no braço, pegou o elevador e voltou para o quarto. Quando disse para a enfermeira que não havia tirado as chapas e que estava se arrumando para ir embora, a mulher ficou contrariada e chamou o médico imediatamente. Desculpando-se com Leslie pelo transtorno, ele lhe disse que o diagnóstico de apendicite fora confirmado – e a operação, marcada para as duas da tarde.

A cirurgia transcorreu sem problemas, e, no terceiro dia, eu a levei de volta para casa; era um domingo de Páscoa. Operações de apendicite não são grande coisa, mas acho que aquela foi excepcional devido ao modo como Leslie lidou com a situação. Ela não demonstrou ansiedade durante todo o período em que o diagnóstico se mantinha inconclusivo, e a atitude de resolver a situação quando a largaram no corredor revelou sua força como pessoa – o que, em minha opinião, era notável. Um dia depois, ela já se sentia plenamente recuperada, e eu fui para a Sicília. Foi a primeira conferência de que ela não participou.

Desembarquei em Roma e passei um dia com meus amigos Laris e Ellen Greene. Ellen me acompanhou até a Sicília. Havia outros participantes da conferência realizando o mesmo trajeto; cruzamos o estreito de Messina num trem transportado por barcaças alinhadas sobre trilhos. Depois de certa confusão a respeito do vagão em que deveríamos embarcar, começou a travessia. Em Messina, os carros foram reorganizados para trafegar até Taormina. A estação de trem ficava na praia; a cidade erguia-se num maciço de rochas, e nosso hotel ficava à beira de um penhasco sobre o mar.

Da cama no hotel eu podia ver o mar. Da janela, podia ver o Etna a distância. O hotel era elegante, com uma sala de jantar linda de frente para o mar, um salão com música e espaço para dançar à noite, além das salas reservadas onde realizaríamos as reuniões. A conferência contou com a presença de correspondentes italiano que queriam se informar sobre a análise bioenergética. Entretanto, as apresentações feitas não me impressionaram. Embora abordassem o trabalho corporal para a resolução de conflitos emocionais, fiquei decepcionado com a falta de uma compreensão mais profunda do trabalho corporal bioenergético.

A maioria dos participantes gostou muito de sua estada em Taormina. A estrada do hotel até o município apresentava uma caminhada agradável com vista para o mar. A cidade era encantadora, e apreciamos demais a visita ao anfiteatro e aos outros edifícios históricos. Os restaurantes à beira-mar serviam excelentes pratos à base de frutos do mar; num dos almoços, meus amigos e eu fomos convidados a participar de uma festa de casamento, na qual alguns corajosos até nadaram nas águas frias do Mediterrâneo.

No terceiro dia da conferência, o instituto organizou uma excursão de ônibus até o monte Etna, um passeio memorável para os membros oriundos de vários países. Tanto na subida quanto na descida da encosta do vulcão, os turistas foram cantando suas canções nativas. Alguns desses cantores tinham boa voz, e suas músicas tornaram a viagem uma experiência bem agradável. O ônibus atravessou diversos vilarejos. Pude ver uma velha senhora que, estou seguro, tinha mais de 100 anos. Ela entrou e saiu de um chalé de pedra, olhou à sua volta e depois se virou e entrou novamente. Nessa mesma aldeia, passamos por três homens bem idosos, sentados num banco de pedra, fumando. Estavam em silêncio e pareciam contentes. Continuamos em frente, mas essa cena permaneceu em minha mente todos esses anos, como símbolo de paz e quietude. (Percebi a mesma qualidade de paz e quietude quando visitei as ilhas gregas, mas alguns anos mais tarde observei que ela estava desaparecendo rapidamente.)

A conferência em Taormina terminou com um banquete excelente, com música e dança. Betty Skalecki providenciara uma surpresa, que consistia num *show* de dança e canto nativos. Os participantes da conferência falaram do evento como um dos melhores encontros de que já haviam participado.

Dois anos mais tarde, a Conferência Bienal do instituto aconteceu no México, num hotel chamado Cocozec, um antigo monastério. Essa experiência também se mostrou muito agradável, mas igualmente deixou de oferecer algo especial. Alguns participantes sofreram com diarréia (um quadro chamado "vingança de Montezuma"), por causa da água. Leslie e eu não tivemos nada porque usamos um remédio popular altamente eficaz: uma colher de chá de vinagre de maçã, num copo d'água, três vezes ao dia.

Meu descontentamento com o programa de treinamento do instituto chegou ao ápice em Bruxelas, num exercício conjunto com a Conferência Bienal de 1986. Um instrutor internacional, que era diretor da Sociedade Belga de Análise Bioenergética, nunca havia estudado nem passado por terapia pessoal comigo. Seu

254 | Alexander Lowen

treinamento vinha de um trabalho que fizera com um jovem terapeuta em Montreal. Eu havia dado seminários de bioenergética em Montreal, nos anos 1970 – como o interesse pelos conceitos da bioenergética aumentava, Leslie e eu fomos convidados a ir à Bélgica para alguns *workshops*. Isso levou terapeutas belgas a decidir que era bom formar uma sociedade de bioenergética para promover o treinamento de novos profissionais. Fui simpático a esse interesse pela bioenergética e apoiei a atitude de formar uma sociedade afiliada ao instituto.

Minha expectativa era a de que todos os instrutores abordariam a bioenergética com a mesma paixão e perspectiva que eu havia desenvolvido no trabalho com Reich. Contudo, observei que alguns deles achavam que a bioenergética era uma maneira de promover seus próprios interesses (que não coincidiam com o que me havia inspirado a fundar o instituto). Na reunião de 1974 com os instrutores internacionais, havia sido proposto que a bioenergética fosse vista como uma extensão da psicanálise. O trabalho com o corpo seria secundário à análise verbal da estrutura de caráter do paciente. Se este não aceitasse a interpretação do analista, estava resistindo. A análise da resistência e da transferência seria o eixo principal da abordagem terapêutica. Essa posição virava a análise bioenergética de cabeça para baixo. Em vez de o corpo ser visto como a base da personalidade, a mente se tornava sua essência. O *cogito* cartesiano, "penso, logo existo", seria institucionalizado como a máxima suprema de uma cultura cindida.

Durante a vida inteira praticamente, trabalhei para devolver ao corpo sua posição central na hierarquia da personalidade. O corpo é a base de nosso ser e de nossa sexualidade. Por que não deixei clara essa posição quando criei a abordagem bioenergética de compreensão e tratamento dos problemas emocionais? A resposta está na minha estrutura de personalidade, que é cindida. Minha identificação com o corpo ocorrera no nível da sobrevivência e do prazer, ao passo que a minha identificação com a mente se baseava no sucesso e na superioridade. Era somente no nível da capacidade intelectual que eu poderia provar que era tão bom, se não melhor, que os outros.

A necessidade de provar minha superioridade originava-se de um profundo sentimento de humilhação, associado com minhas funções corporais, e da identificação com minha mãe, em seu desprezo pelo corpo. Embora na terapia com Reich essa identificação materna tivesse sido minimizada, o trabalho não foi suficiente para me enraizar no meu próprio corpo. A razão para isso era simples, mas na época não estava clara para mim. Embora genial, Reich também era um pensador que usava sua capacidade intelectual para superar seus próprios sentimentos profundos de inferioridade e humilhação, relativos ao pai e ao irmão mais velho. Meu egocentrismo era grande ("Quero ser famoso"). O dele era maior ainda. Ele era um "grande homem". Embora isso fosse verdade em certo sentido, era um sinal de fraqueza ter de proclamá-lo. Meu egocentrismo atrapalhava o desenvolvimento da bioenergética como alicerce sólido para a compreensão do dilema humano.

Entretanto, se meu egocentrismo era grande, o de alguns instrutores belgas era ainda mais exacerbado. Em 1984, pediram-me que desse um pequeno *workshop* para os treinandos do quarto ano da Sociedade Belga. Nesse seminário, fiquei chocado ao descobrir que as questões edipianas dos alunos não haviam sido trabalhadas. O papel da sexualidade na personalidade desses estudantes fora ignorado, e uma análise de sua estrutura de caráter com base na leitura do corpo também não fora realizada. Eu enxergava nesses alunos a ausência de qualquer entendimento profundo da dinâmica corporal. Na reunião com os instrutores, antes da conferência, foi levantada a relação entre a bioenergética e a psicanálise. Alguns defenderam que a bioenergética era uma decorrência da psicanálise e que os princípios psicanalíticos básicos deveriam dirigir o processo terapêutico. Esses princípios psicanalíticos eram: a resistência por parte do paciente às interpretações proferidas pelo analista e a transferência, na qual o paciente projeta no terapeuta os sentimentos que, na realidade, tem por

256 | Alexander Lowen

seus pais. Esses são preceitos psicológicos válidos, que vivenciei pessoalmente na terapia com Reich. Mas, na análise energética reichiana, tais reações são vistas como parte da estrutura de caráter do paciente, que é uma realidade física tanto quanto psicológica. Dessa forma, tais atitudes estão associadas a tensões musculares crônicas do corpo do paciente – e também derivam delas. Nem os sentimentos nem o comportamento do paciente mudarão enquanto as tensões não forem significativamente resolvidas e liberadas. Se isso pudesse ser alcançado apenas com a análise verbal, nem Reich nem eu teríamos trabalhado tanto para desenvolver uma abordagem corporal. Além do mais, nunca presenciei quaisquer mudanças corporais profundas ou significativas nos pacientes que me procuraram, após anos de análise verbal. Isso não quer dizer que a análise bioenergética seja sempre eficiente para realizar as mudanças necessárias no caráter e no corpo do paciente. Ela é, sim, um instrumento, e sua eficácia depende em ampla medida da pessoa que a utiliza. Fiquei muito zangado com o que me pareceu uma traição da análise bioenergética.

Essa questão chegou ao clímax na reunião dos instrutores internacionais no hotel Montreal, antes da Conferência Bienal. Propus que fossem feitos *workshops* de fim de semana para os instrutores em seus próprios locais de trabalho, para que não precisassem viajar até Nova York. Achei que essa experiência serviria para incentivá-los a trabalhar de forma mais intensa ou consistente o corpo de seus pacientes. Se algum instrutor se recusasse a freqüentar esses seminários, eu solicitaria que fosse desligado do corpo de instrutores internacionais. Todos os presentes aceitaram a minha proposta, exceto dois. Um disse que estava fazendo psicanálise regularmente e que a participação nesses *workshops* interferiria no processo. A linha estava traçada.

Durante a noite, senti uma dor aguda na região lombar das costas. Quando acordei, estava com dor de garganta e achei que cairia de cama com gripe. No dia seguinte, fomos para Montebello, um lindo *resort* com espaçoso hotel feito de troncos de madeira vindos da região de Vancouver, à margem de um rio que desaguava no lago Erie. As instalações eram excelentes para nossos propósitos e incluíam passeios a cavalo e piscina aquecida. As refeições eram sofisticadas. No entanto, eu não conseguia usufruir de tudo aquilo devido à indisposição; foram vários dias para conseguir sarar daquela gripe. No terceiro dia em Montebello, a dor na lombar se tornou uma inflamação do ciático, que irradiava para a parte de trás da perna direita.

Quando voltei para casa, fui a um quiroprata local, cuja manipulação produziu alívio temporário. Quando a dor se manifestou no início do verão, telefonei para o dr. Frederick Sypher, um médico osteopático de Toronto, especialista em dor da região lombar. Como ele também era um terapeuta bioenergético, estava certo de que poderia me ajudar. Disse-me para deitar no chão, com os pés apoiados sobre um caixote com 45 centímetros de altura. Eu deveria permanecer nessa posição por uma semana, dormindo e comendo no chão. Para ir ao banheiro, engatinhava apoiado nas mãos e pés, para evitar forçar os músculos das costas. Se depois de uma semana eu não estivesse completamente bom, deveria ir até Toronto para tratar-me com ele. Nunca achei que poderia me deitar no chão e não fazer mais nada durante uma semana, pois sempre tenho algum projeto em andamento. Escrever meus livros, porém, ocupou-me um pouco. Conforme a semana foi passando, entretanto, não senti mais necessidade de me envolver em atividades. Depois de seis dias, me levantei. Embora ainda estivesse com um pouco de dor, sentia-me muito melhor. O dia de verão estava lindo: saí para o jardim e senteime numa cadeira. Minha respiração estava profunda e solta. A mente, geralmente ativa, estava em silêncio. Sentia-me num espaço diferente que me dava uma sensação bastante agradável. No entanto, como ainda havia certa dor irradiando do quadril para a perna, decidi ir até Toronto e consultar o dr. Sypher.

Fiquei hospedado em seu apartamento. Ele aplicou vários exercícios enquanto eu ficava deitado de costas no chão. Cruzei uma perna sobre a outra, o que alongou os músculos da região lombar das costas. Ele também fez o mesmo exercício deitado no chão, mas reparei que contraía a barriga. Disse que isso ajudava a fortalecer os músculos abdominais que, então, aliviariam uma parte da pressão nas costas. Esse argumento contrariava o que eu achava certo, então não contraí a barriga. Foi uma visita agradável, e conheci melhor Fred Sypher. No entanto, quando voltei para casa, a dor na região lombar e na perna não tinha mudado muito, apesar de eu conseguir me mover com mais facilidade.

Várias semanas depois, viajei até a Grécia para um *workshop* de uma semana, com trinta participantes vindos dos Estados Unidos e da própria Grécia – aquele seria o quarto evento numa série de encontros anuais, sempre em setembro. Nesses seminários, contava com a ajuda de uma amiga grega, Anna Miller. Vários participantes me perguntaram como eu estava, e respondi que sentia dor ciática na perna direita. Uma dessas pessoas, que também era massagista, ofereceu-se para me aplicar uma massagem que, segundo ela, ajudaria a aliviar a dor. Embora esta não me impedisse de fazer nada, queria me livrar dela. Aquela participante me aplicou uma massagem completa, focalizando especialmente o incômodo na nádega e na perna direitas. Depois desse bom atendimento, senti uma melhora, mas percebi a presença de uma dor residual ao longo do evento – que, aliás, transcorreu muito bem.

Na seqüência do *workshop* na Grécia, voei para Sevilha a fim de ministrar aulas a um grupo de terapeutas espanhóis que se haviam interessado pela bioenergética. Novamente, perguntaram-me como eu me sentia, e a resposta foi a mesma – estava bem, exceto por uma dor ciática crônica na perna direita. Um dos homens daquele grupo apresentou-se como médico e acupunturista. Ofereceu-me um tratamento com as agulhas, assegurando-me de que havia usado a mesma técnica em diversas pessoas com a mesma dor, e que uma aplicação fora suficiente para aliviá-la em vários casos. No dia seguinte, em seu consultório, ele colocou as agulhas nos pontos apropriados e eu fiquei deitado na maca durante 30 minutos, esperando que a dor desaparecesse. Quando lhe disse que ela continuava lá, ao término da sessão, ele comentou que uma segunda aplicação sempre era bem-sucedida. Apesar de a segunda sessão ainda não resultar em nenhuma melhora, eu lhe disse que me sentia melhor.

Não era uma dor incapacitante, por isso ministrei o *workshop* para os terapeutas espanhóis. Demonstrei os exercícios da bioenergética, fazendo perguntas aos voluntários para obter um perfil do problema. Depois, a pessoa fazia exercícios de aprofundamento da respiração e de expressão de sentimentos (como chutar e dizer "não" ou "por quê?"), para mudar o corpo energeticamente e se sentir mais firme. Esses exercícios geralmente ajudam as pessoas a se sentir melhor, mas não resultam em nenhuma mudança significativa em sua estrutura de caráter. Nesse sentido, não são mais eficientes do que as aplicações de acupuntura que recebi. No entanto, servem para focalizar a percepção do paciente sobre o padrão de suas tensões corporais, subjacentes aos seus problemas emocionais, e também para demonstrar algumas técnicas corporais que são realmente úteis.

Workshops oferecem aos participantes a oportunidade de observar como as outras pessoas passam pelos mesmos procedimentos, comprovando seus resultados positivos. A terapia bioenergética não oferece tratamento para problemas emocionais. A terapia é um processo de autocura, em que o terapeuta é um guia e um facilitador. Mas sua qualidade depende de como ele entende a condição humana e o problema que se manifesta quando a cultura, agindo por meio da família, impõe condições e restrições ao desenvolvimento natural da personalidade humana. Como o terapeuta – a exemplo de todos os outros membros da sociedade – sofreu e lutou com os conflitos decorrentes da interação da cultura com a natureza, seu valor como guia depende do quanto ele entende a condição humana e de como lidou com os traumas pessoais pelos quais passou em seu crescimento.

Quando voltei para casa, depois desse encontro na Espanha, reiniciei minhas atividades de consultório e retomei a rotina de professor e marido. Cerca de duas semanas mais tarde, recebi uma ligação de um colega – aquele instrutor internacional que no passado havia me dado muitas dores de cabeça. Ele disse que estava tentando descobrir que lugar ocupava no programa do Instituto Internacional de Análise Bioenergética. Sem pensar, eu disse: "Você não tem lugar no programa", e desliguei. Duas semanas depois, tomei consciência de que não sentia mais dor nas costas ou na perna. Quando me perguntei há quanto tempo tinha me livrado daquilo, minha memória voltou ao telefonema, no qual tirei das costas o peso daquela pessoa.

A idéia de que a dor na lombar geralmente é causada por uma situação emocional não era nova para mim. Muitos anos antes, atendi um paciente que se envolvera com uma mulher numa situação insatisfatória, e ele não estava certo do que fazer a respeito. Ela estava se mudando para um novo apartamento e lhe pedira que a ajudasse a levar uma parte da mobília. Ele fez isso com relutância. Ao erguer um volume mais pesado, sentiu uma pontada forte nas costas, tão forte na realidade que acabou sendo levado para o hospital, onde ficou internado, em tração, durante vários dias. Ele lesionara o nervo ciático e, ao sair, mancava um pouco. Nessa época, me dei conta de que se você se deixar apanhar numa situação da qual não consegue se desvencilhar, suas costas talvez lhe faltem.

Eu estava numa situação semelhante com respeito a outros docentes do instituto. A facção dos instrutores interessados em que a bioenergética se tornasse um adjunto da psicanálise tinha todo o direito de praticar e lecionar o que acreditavam, mas não como integrantes de uma academia que, por seu estatuto, comprometera-se a desenvolver e promover a análise bioenergética. Por votação, decidiu-se que todos os membros do instituto deveriam compulsoriamente fazer um *workshop* de bioenergética comigo. Portanto, realizei quatro *workshops*, em regiões distintas dos Estados Unidos, para facilitar o comparecimento de instrutores que moravam em todas as áreas. Todos os instrutores freqüentaram esses cursos, exceto os dois que, antes, não quiseram trabalhar comigo. Sua ausência automaticamente os desqualificava como membros do corpo docente de instrutores internacionais. Fiquei desapontado com esses *workshops*, porque via que lhes faltava um elemento crucial capaz de despertar o entusiasmo dos praticantes da bioenergética. Num encontro subseqüente dos instrutores internacionais, em Pawling, Nova York, foi proposta uma moção para excluir esses dois instrutores da lista dos docentes internacionais do instituto. Depois de uma breve discussão, a moção foi aceita com apenas três votos contrários: os dos dois instrutores em questão e mais um. Quero acrescentar mais uma informação sobre essa votação: eu havia deixado bem claro que, se a votação ou a moção tivessem resultado negativo, não só renunciaria ao Instituto Internacional de Análise Bioenergética como me desvincularia totalmente de sua organização. A linha que eu havia traçado não foi violada. A maioria dos instrutores entendeu que foi um passo positivo descartar os dois. No longo prazo, essa atitude pareceu ter tido pouco efeito sobre as técnicas e o treinamento da análise bioenergética.

Experiências na Grécia me trouxeram lições valiosas. Em 1981, Anna Miller, que se formara analista transacional e passou a se interessar por análise bioenergética, procurou-me com o projeto de fazer um *workshop* naquele país. Não seria um seminário oficial de treinamento do instituto. Seria um curso para oferecer terapia bioenergética a um grupo de interessados, ambientado num local que certamente oferecia diversas oportunidades de se experimentar o prazer de viver. Anteriormente, Anna tinha realizado um seminário de análise transacional (AT) na Grécia, sob o comando de um famoso instrutor. Havia sido um trabalho financeiramente bem-sucedido, e ela me assegurou que nós também poderíamos obter bom resultado. Pensamos em ter trinta participantes, a maioria dos quais trabalharia comigo. Um grupo menor trabalharia com Anna, que me pareceu já ter proficiência suficiente em análise bioenergética. O evento começaria numa segunda-feira e terminaria no sábado pela manhã. A resposta ao nosso anúncio foi tão superior à esperada que tivemos de montar dois grupos, um na seqüência do outro. Anna reservou um hotel no Peloponeso, beirando o mar, de modo que os participantes poderiam nadar e praticar outros esportes aquáticos. Todos os quartos do hotel davam de frente para o mar e tinham sacada, para que se pudesse observar o pôr-do-sol e as montanhas. A curta distância a pé ficava a cidade de Porto Heli, onde era possível fazer refeições e comprar presentes. Era uma vila tradicional de pescadores, e muitos gregos ainda praticavam esse ofício, embora a maioria dos habitantes já estivesse envolvida com a indústria do turismo. A organização do evento nos permitia almoçar fora do hotel, e assim pudemos provar a variedade da culinária grega.

Havia, porém, um pequeno contratempo. Tínhamos de realizar as sessões de terapia no bar, que ficava separado do hotel, e mudar as coisas de lugar para conseguirmos um local aberto para as sessões. Como o espaço era limitado, foi preciso fazer sessões individuais com os voluntários, diante do grupo todo. Havia duas sessões por dia; uma de manhã, entre nove horas e meio-dia, e outra à tarde, entre quatro e sete da noite. Com esse horário de trabalho, sobrava um longo intervalo para o almoço, o que nos dava tempo de ir à praia. Todos gostavam de nadar no cálido mar Mediterrâneo, e botes a remo também estavam à disposição. Como a análise bioenergética promove a abertura e a plena expressão de sentimentos e sensações, os participantes, provenientes da Europa e das Américas do Norte e do Sul, criaram uma proximidade e uma amistosidade que tornaram esses encontros na Grécia experiências memoráveis para a maioria.

Havia muitas tavernas na cidade, o que facilitava a escolha de locais para jantar. Ao lado do hotel havia uma, chamada Canon, que ficava à beira do mar e da estrada, limitada por uma cerca viva. As mesas ficavam todas ao ar livre, na varanda. Após nadar, muitos de nós íamos até ali para almoçar. Nosso pedido favorito era uma salada grega, com pepinos frescos, tomates, cebola e queijo feta, acompanhada de vinho. Outro dos nossos pratos prediletos era à base de lulas. As mesas acomodavam de seis a oito pessoas; assim, sempre tínhamos boa companhia – e muitas risadas – em nossa refeição do meio-dia, que em geral durava uma hora. Esse longo intervalo também nos dava tempo para uma sesta, que grande parte aproveitava. O hábito de uma sesta após o almoço, que criei na Grécia, faz parte da minha rotina diária desde então.

Meus hábitos na Grécia também incorporaram o nado antes do jantar. Quando a sessão da tarde terminava, às sete horas, ainda havia luz suficiente para aproveitar a praia. Por volta das nove, seguíamos para o jantar e nos sentávamos todos juntos, em torno de uma grande mesa. Naquele primeiro ano, o hotel tinha contratado um concerto de música grega ao ar livre, para entreter os convidados, e alguns deles dançavam. Anna Miller, que crescera em Atenas, sempre era uma das que bailavam quando a música local era tocada. Todas as noites também havia um *show* com um trio que tocava música popular para dançar, num grande pátio ao ar livre, em volta do bar. Em outros *workshops*, havia um grupo de dançarinos gregos entretendo os hóspedes. Outro evento desse *workshop* foi uma excursão à ilha de Hidra, na baía de Saronikos, onde navegamos em um barco reservado para o grupo. Ficamos ancorados numa caverna na ilha, de onde pulávamos para a água e nadávamos no adorável Mediterrâneo. Depois de nadarmos, o barco ancorou no píer da cidade, descemos em terra para um almoço à base de frutos do mar e depois visitamos o local e compramos presentes e lembranças em diversas lojas.

Quando vi a ilha de Hidra pela primeira vez, rumo ao Pireu – o porto de Atenas –, fiquei empolgado e encantado pelas pequenas casinhas brancas, alinhadas ao longo de ruas estreitas que subiam a colina desde o porto. A brilhante luz do sol acentuava a alvura de tudo, contrabalançada pelas flores multicoloridas que enfeitavam as casas. Mais que qualquer outro país, a Grécia representa a beleza e a sedução da cultura mediterrânea. Tive a impressão de que os outros participantes do *workshop* também ficaram impressionados e empolgados. Repetimos o curso em Porto Heli mais quatro ou cinco setembros seguidos. A cada ano, o entusiasmo era o mesmo e o prazer, igualmente intenso. Leslie foi a meu encontro na Grécia para ficar oito dias, após a primeira metade do primeiro *workshop*. Eu providenciara que a segunda metade daquele encontro fosse dirigida por Vivian Guze, uma instrutora internacional. Nossos planos incluíam uma visita a Creta, que eu queria explorar por causa da história do Minotauro e do labirinto. Havia lido a história de Mary Renault, *The king must die* [O rei deve morrer], que me impressionara fortemente. Embora fosse uma narrativa de ficção, fazia sentido para mim como relato da mudança de um sistema religioso matriarcal, em que a mulher era o sexo dominante, para um sistema patriarcal no qual o deus masculino, Zeus, se torna a deidade suprema, representado por sua morada no monte Olimpo. As divindades femininas, associadas à Terra, foram relegadas a uma posição inferior.

Esse antigo conflito entre as deidades masculinas e femininas está na base do drama edipiano, que é também a luta entre a força inconsciente, que controla o destino do homem, e a força da consciência de seu ego, que luta contra o destino. Como o destino é uma expressão direta da anatomia do homem − criatura mortal, fadada a perecer um dia −, a luta do indivíduo para superar o destino deve sempre redundar em fracasso. Mas aceitar o próprio destino, a mortalidade, é viver em harmonia com a natureza, ou seja, é o caminho da realização. Não somos deuses, somos mortais. Até mesmo nossa consciência − que pode parecer onipresente, infinita e até mesmo eterna − não é mais do que um lampejo brilhante contra a escuridão universal da inconsciência primordial, fonte da luz e da vida. Acredito que a própria vida seja um processo consciente, em que toda reação de um organismo vivo, dos animais unicelulares até a vida humana, se baseia na capacidade do protoplasma de responder seletivamente ao seu meio ambiente. Esse comportamento reativo representa, a meu ver, uma forma de consciência, por mais primitiva e pequena que seja. Ela crescerá com a evolução da vida, transformando-se em organismos cada vez mais complexos e, por fim, resultará em um organismo capaz de ter consciência da própria consciência. Esse desenvolvimento da espécie humana tem que ver com a linguagem e leva ao que chamo de "a consciência do ego", ou seja, a consciência de ter consciência. Essa atitude é simbolizada emblematicamente pela máxima de Descartes, "penso, logo existo".

Com tantas reflexões, a Grécia foi um lugar muito especial para mim. No entanto, não teve a mesma significação para Leslie. Quando ela chegou em Atenas, tomamos o avião para Creta, onde tínhamos feito reserva no melhor hotel local. Quando chegamos, fiquei decepcionado porque o quarto era pequeno, a praia não era tão bonita quanto as de Porto Heli e a cidade ficava longe demais para podermos andar até lá. Ficamos uma semana no hotel, mas não fomos até as ruínas do templo. Voltamos a Porto Heli, onde aluguei um carro e partimos rumo a Delfos – essa viagem de carro foi muito agradável. As ruínas daquela localidade nos entusiasmaram, pois era possível ter uma idéia do que havia sido a Grécia da Antiguidade. Depois de sair de Delfos, fomos a Tebas para pernoitar. No dia seguinte, cruzamos as montanhas para alcançar a costa do Adriático. A estrada que cruzava as montanhas estava bem assinalada no mapa, mas, quando chegamos ao topo, a via simplesmente desapareceu. Ficamos parados por ali, mais ou menos perdidos, até que apareceu outro carro e nos guiou até uma estrada que descia a montanha. O cenário parecia tipicamente grego, com chalés de pastores espalhados pelas encostas. Paramos para almoçar numa taverna à beira-mar e depois seguimos para Atenas. Ao nos aproximarmos da cidade, passamos por um grande acampamento de ciganos – algo bem interessante. Em Atenas, devolvemos o carro e passamos dois dias andando pela cidade, o que nos deu oportunidade para visitar suas belas joalherias. Numa loja que Anna recomendara, encontrei um anel que me encantou: era uma serpente de ouro com um rubi no centro. Tratava-se de uma jóia bem apropriada, pensei, porque a serpente é o símbolo da cura e aparece no escudo de Hipócrates.

Aquele anel de serpente não era um círculo fechado como os anéis comuns. Uma ponta do anel era a cabeça da serpente, e a outra, a cauda que se enrodilhava em torno do dedo e terminava perto da cabeça. Apeguei-me àquele anel e fiquei muito triste quando o perdi numa viagem de barco a vela, pelas Bahamas, anos e anos depois. Estava indo rumo à proa e, quando passava pelo estai, o cabo se enroscou na cauda da serpente e, antes que eu tivesse tempo de fazer qualquer coisa, separou as duas pontas do anel, que voaram em direção ao mar. Foi um acidente inacreditável, que me chocou e me deixou decidido a comprar outro anel igual, em minha próxima ida à Grécia. Visitei o país várias vezes depois disso, mas nunca mais encontrei outro igual, em nenhuma joalheria.

Gostei tanto daquela visita à Grécia que programei outros três *workshops* em Porto Heli, nos anos seguintes. Em todos eles, Anna Miller tomou as providências e me ajudou nos cursos. Aparentemente, os participantes gostavam tanto quanto eu — as inscrições para esses seminários rapidamente se esgotavam. Acrescentei depois outro item ao programa — um pequeno passeio em veleiro, após o término do trabalho. Anna providenciou um veleiro de grande porte, com um capitão, para um cruzeiro com uma semana de duração. A primeira viagem ocorreu após o terceiro *workshop*. Três outros participantes e eu dividimos o custo. Cruzamos as ilhas da Sardenha e seguimos pela costa ocidental do Peloponeso até Monemvasia, a cidade que controla a passagem marítima de Atenas para o continente. Sempre que possível, pulávamos do barco para nadar e dormíamos a bordo. Fazíamos as refeições nas tavernas costeiras. Tivemos bom tempo durante o primeiro cruzeiro, com ventos de 20 a 25 nós em mar aberto. Velejar naquele mar azul com um céu sem nuvens foi uma experiência magnífica.

Num dos cruzeiros, partimos muito tarde e, antes que conseguíssemos chegar ao destino previsto — a ilha de Ítaca —, escureceu. O capitão alterou o curso para atracarmos perto de algumas ilhas menores, mais próximas. Esse percurso foi guiado pela luz de algumas bóias que reconhecemos. Por volta da meia-noite, chegamos a uma ilha que ele conhecia. Desembarcamos e fomos a uma pequena taverna, dirigida por um homem e sua esposa. Eles estavam ceando, mas generosamente se prontificaram a repartir o alimento conosco porque não havia mais comida disponível. Na manhã do dia seguinte, seguimos rumo a Corfu. No terceiro dia, ancoramos no porto de uma pequena cidade da costa grega. Após visitarmos a orla, subimos pela encosta para examinar um pequeno e antigo monastério. No topo da colina, sentados num parapeito de pedra, estavam três gregos idosos. Anna, que falava grego fluentemente, começou a conversar com eles. Disseram que iam àquele mirante toda tarde para assistir ao pôr-do-sol. Também contaram que antigamente as pessoas dançavam e cantavam, mas que isso não acontecia mais. Agora, completaram, estavam todos ocupados demais, alugando quartos e servindo comida para terem tempo de dançar e cantar. Todos estavam só preocupados em fazer dinheiro.

A lição que aprendi foi sobre a decadência do prazer que a cultura experimenta devido à presença do dinheiro. Eu havia notado que, ao longo dos cinco anos em que fomos a Porto Heli, uma acentuada transformação se instalara no serviço do hotel. Não houve mais apresentações da orquestra grega que ouvimos em nossa primeira visita. Também desapareceu um grupo pequeno de dançarinos gregos, dois casais que se apresentavam para nós no saguão. O trio que tocava para que as pessoas dançassem foi reduzido a um duo, depois sumiu. Nos salões de dança locais, o *rock* tomou o lugar da música grega. Depois dos quatro primeiros *workshops* em Porto Heli, não queriam mais o nosso grupo. Anna encontrou um hotel no continente, a mais ou menos quarenta quilômetros ao sul de Atenas, que poderia nos acomodar. Era um hotel estatal para turistas, instalado numa pequena península que avançava pelo mar. Possuía cabines nas pequenas praias e quartos no espaçoso edifício principal. Podíamos realizar os *workshops* em várias salas de reunião improvisadas que nos serviam mais ou menos bem, mas não havia uma praia comum,

268 | Alexander Lowen

nenhum local para nos reunirmos após o jantar e nada de música ou diversão. A excitação que todos sentimos em Porto Heli desaparecera. Ficamos firmes e ainda realizamos mais quatro *workshops*, sempre em setembro, em Lagonisse – mas a empolgação e a proximidade dos primeiros encontros não se repetiria jamais.

Percebi que a perda do interesse pela dança e pela música demonstrada pelo povo era um fenômeno generalizado. Ao longo de quase quinze anos, no inverno, Leslie e eu íamos à Jamaica; ali havia música nativa, o calipso, com as pessoas dançando, todas as noites, na varanda da praia. Com o passar dos anos, essa música mudou, conforme o *rock* dos Estados Unidos se apoderou da cultura. As pessoas também mudaram e se tornaram mais sofisticadas e preocupadas com dinheiro. Paramos de ir ao Caribe porque o encanto e a personalidade afável dos jamaicanos haviam sido sobrepujados pela sofisticação que vem na esteira da perda da modéstia e das atitudes naturais daquela cultura.

Na busca do prazer, não percebi o quanto fui perdendo meu *grounding*. Estava me tornando cada vez mais conhecido como o fundador e promotor de uma nova e promissora abordagem terapêutica. Mas a análise bioenergética estaria mesmo correspondendo a suas promessas? O trabalho corporal fazia as pessoas se sentirem bem. Momentaneamente, aumentava sua energia porque as ajudava a respirar mais fundo – mas será que estaria promovendo uma mudança em sua estrutura de caráter? Infelizmente, não. Como assinalei antes, o caráter está definido por volta dos 6 anos. É nessa época que o ego se organiza como estrutura defensiva. Ele pode ser controlado por uma força superior externa, mas nenhuma pressão externa direta pode destruí-lo. Isso, porém, não é terapia.

A abordagem terapêutica almeja ajudar os pacientes a abrir mão de sua postura defensiva, o que pode acontecer somente se eles compreenderem o quanto esse comportamento os imobiliza. Então, a pessoa fica diante do medo que originalmente a levou a desenvolver essa atitude forte, mas negativa. Esse medo está associado com a sensação de vida e morte. Para que o indivíduo se permita a sensação de vulnerabilidade, ele precisa ter coragem para encarar a morte. Essa coragem é igual à força da energia vital, mas essa força só pode aumentar mediante a mobilização dos processos energéticos do corpo, o que pode acontecer com uma melhor respiração. A respiração profunda desperta mais medo – quer dizer, mais consciência do próprio medo. Mas a pessoa pode trabalhá-lo com a ajuda de um bom terapeuta, e um bom terapeuta é aquele que atravessou a escuridão do seu próprio medo. Quanto tempo leva tudo isso? Uma resposta realista é: a vida toda. E, mesmo assim, a pessoa não fica totalmente livre do medo. Mas, conforme o compromisso da vida – a elaboração dos problemas pessoais – torna-se mais forte, o medo diminui e aumentam o prazer e a alegria de viver.

Esse compromisso é essencial para se tornar um indivíduo livre e perder o medo. Isso não quer dizer que quem entra em terapia bioenergética deve se comprometer com ela pelo resto da vida. Essa pessoa se compromete com a vida – e isso é a terapia. Entretanto, o compromisso com o corpo, a vida corporal e suas sensações é que constitui o processo curativo.

Em 1989, visitei o Brasil para algumas palestras e *workshops* com os terapeutas locais interessados em aprender bioenergética. Fiz apresentações e dei pequenos cursos em São Paulo, Recife e Rio de Janeiro. A resposta de cada grupo foi entusiasmada, mas havia poucos terapeutas bioenergéticos competentes para tocar os seminários. Nem mesmo eu estava plenamente em contato com as questões terapêuticas, e isso prejudicou o trabalho. Precisei de mais outra década para alcançar a competência e a compreensão necessárias.

21
Meu 79º aniversário e além

Para mim, a década se encerrou com uma viagem de veleiro pelo Atlântico. Steven, que havia velejado comigo tanto nos Estados Unidos como na viagem pelas ilhas gregas, comprara um veleiro de 47 pés para fazer a travessia do Atlântico de leste a oeste. Meu barco era um Pearson de 25 pés, que eu adquirira para poder velejar em torno de Long Island. Steven também velejara comigo num Charter, que meu filho Fred capitaneara em viagens até o Maine e, em outra oportunidade, da Flórida até as Bahamas. Nessa última, quase perdemos a vida. Tínhamos saído da Ilha Grande, nas Bahamas, em direção a Fort Lauderdale, mais ou menos ao cair da tarde. Programáramos uma jornada noturna, e meu filho adorava velejar assim.

A viagem de ida até as Bahamas e pela região havia sido relativamente calma, exceto por uma noite escura, nas águas rasas das Bahamas, em que atolamos num banco de areia – só escapamos quando a maré subiu. A travessia até a Flórida é geralmente difícil em razão da forte corrente do Golfo. Na noite em que decidimos zarpar, o tempo estava bastante nublado, mas conseguíamos enxergar as luzes da orla da Flórida para além das nuvens. Ao longo da noite, vimos relâmpagos esparsos, sem trovoadas, e Fred achou que podíamos continuar velejando em segurança. Eu estava na cabine, deitado no beliche. De repente, às quatro da manhã, o vento subiu, em menos de dez minutos, dos leves dez nós com que tínhamos viajado o dia todo para sessenta nós. Como estávamos a todo pano para aproveitar o vento leve, o tufão nos derrubou, fazendo o mastro de setenta pés mergulhar no mar. A água cobria o *cockpit*.

Levantei-me assim que me dei conta do que estava acontecendo. Nesse ínterim, Fred havia feito o possível para minimizar o perigo. O barco se endireitou por si, mas ainda continuávamos em apuros. A água inundava tudo e, no breu daquela noite tempestuosa, vimo-nos no meio de uma súbita ventania a 25 quilômetros da costa da Flórida, bem perto do infame Triângulo das Bermudas. Steven conseguiu se comunicar com a Guarda Costeira pelo rádio, contudo não pôde dar nossa localização exata. Eles pediram os nomes de nossos familiares. Usando o motor, Fred conseguiu manter o barco num rumo seguro e, afinal, alcançamos Fort Lauderdale, nosso destino.

Acredito que tenham se passado duas horas antes de estarmos de fato a salvo. Nos primeiros dez ou vinte minutos após a queda do mastro, achei que estava tudo perdido e lembrei dos US$ 1.000 de caução que perderia, mas não entrei em pânico. Mais tarde naquele dia, atracamos sem problemas no cais de Fort Lauderdale, onde alugáramos o barco. Disseram-nos que tinham enviado alertas de tempestade durante a noite e que alguns barcos haviam sido danificados. Uns rasgos na capota da cabine de comando foram os únicos danos sofridos pelo nosso.

O sangue frio de Fred e sua capacidade de controlar o veleiro impressionaram Steven. Ele não hesitou em contar a história para o capitão contratado com o barco no qual faríamos a travessia do oceano – por sinal, um sujeito agressivo e mandão. Quando Fred e eu chegamos a Tenerife, nas Canárias, de onde partiríamos em nosso veleiro para a travessia do Atlântico, nem o capitão nem o imediato, um jovem marinheiro competente, vieram nos receber no aeroporto. Alugamos um carro e nos dirigimos até as docas para encontrar o capitão. Steven chegaria no dia seguinte. Não foram nos receber e nos deixaram por nossa própria conta, como *persona non grata*. Deixaram que jantássemos com eles, mas não fizeram o menor esforço para se apresentar nem conversar conosco. Embora americanos, o capitão e seu imediato falavam em espanhol toda vez que estávamos juntos – e nem Fred nem eu dominávamos esse idioma.

Steven chegou sozinho no dia seguinte; ninguém fora buscá-lo no aeroporto. Sua presença não aliviou em nada a hostilidade flagrante dirigidas a meu filho e a mim. Essa hostilidade durou quase uma semana, quando enfim, certos de que Steven percebera o clima pesado, decidimos confrontá-lo sobre a atitude do capitão – Fred temia que chegassem às vias de fato e o agredissem. Steven concordou que o comandante se tratava de um homem horrível e egoísta e decidiu que mudaríamos imediatamente de capitão. Mas o único outro disponível não se interessou pela oferta de trabalho. Durante uma discussão entre nós quatro, Steven resolveu que faria a viagem com aquele capitão grosseiro e seu imediato mesmo. Fred e eu deixamos o barco e decidimos voar de volta para casa.

Hospedamo-nos num hotel próximo e reservamos lugares num vôo para Nova York. Naquela noite, porém, Steven e o imediato decidiram que queriam nos ter na viagem e nos convidaram para fazer parte dela como tripulação. Meu filho e eu ficamos aliviados, afinal, a perspectiva de voltar de mãos abanando para casa também não nos atraía nem um pouco. Contudo, o barco não poderia navegar antes de uma semana, pois precisava que fosse instalada uma nova antena própria de rádio de ondas curtas; além disso, havia a necessidade de adquirirmos provisões para uma viagem tão longa. Compramos barris extras de diesel, para o caso de não termos vento. Todos ajudamos, e essa parte da viagem correu sem maiores incidentes. Na tarde do dia 16 de dezembro, zarpamos com destino ao Caribe.

Não havia vento, então seguimos a motor por dois dias e meio até alcançarmos vinte graus de latitude norte, onde esperávamos encontrar os ventos favoráveis, também conhecidos como alísios. Ao longo de toda essa parte da jornada, só cruzamos com dois navios

Uma vida para o corpo | 273

a vapor que seguiam para as Canárias. A relação a bordo era basicamente cordial, mas não muito amigável – acredito que Steven tenha convencido o capitão a nos aceitar. No terceiro dia, deparamo-nos com os alísios. Içamos as velas e nos pusemos a caminho. Houvera certa preocupação de continuarmos sem vento. Não dispúnhamos de diesel suficiente para cruzar todo o Atlântico e chegamos a pensar em rumar para os Açores. Os alísios eram considerados confiáveis, e foram mesmo. Sopraram com regularidade de leste para oeste, a uma velocidade de quinze a vinte nós. O capitão traçou nossos turnos de vigília. Três de nós, os tripulantes, ficaríamos no deque oito horas por dia, em dois turnos de quatro horas cada. Um dos tripulantes ficava de vigia, durante a noite, no período das oito à meia-noite; outro, da meia-noite às quatro; e outro, das quatro às oito da manhã. Precisávamos recuperar o sono nas folgas. Mas, durante as folgas matutinas, passávamos o tempo no convés, lendo ou apenas contemplando o mar e conversando. Em três ocasiões, vimos golfinhos nadando ao redor do barco. Algumas aves sobrevoaram o veleiro e depois se afastaram, em sua busca por comida.

O piloto automático tornava a viagem relativamente fácil. Naturalmente, o capitão estava a postos para assumir o comando em qualquer crise, como no caso de um mau tempo ou tempestade, de algum navio se aproximar à noite, de alguma coisa no barco se quebrar etc. Não vimos outros barcos senão quando já estávamos próximos de nosso destino. Toda noite conferíamos nossa posição com um sextante e confirmávamos nossa latitude e longitude.

No dia 23 de dezembro, ainda em alto mar, comemoramos meu 79º aniversário. Mas não celebramos o Natal. No dia de Ano-Novo, vimos as luzes que confirmaram a proximidade de nosso destino, Antigua. Ao chegarmos perto da costa, os problemas apareceram. Fred estava usando o radar para determinar a natureza e a proximidade das luzes, conquanto não tivesse obtido permissão para isso. O capitão, aparentemente achando que ele não era competente para usar o radar, ficou irado e ordenou que saísse do convés e fosse para

274 | Alexander Lowen

a cabine. O homem evidentemente engolira sua inimizade durante a travessia, mas não agüentava mais ficar calado agora que a viagem havia chegado ao fim. A hostilidade se intensificou com uma discussão entre Fred e Steven, o dono do veleiro, que concordara em ressarcir meu filho de suas despesas com o vôo que fizera até Tenerife. Na verdade, antes da viagem, Steven acertara com Fred que lhe emprestaria o barco, depois da travessia, para conhecer algumas ilhas nessa época tão agitada da região, e Fred disse a ele que não teria ido se não pudesse velejar um pouco pelo Caribe – eu não fora informado desse acordo. Acabou vindo à tona que Steven também prometera ao capitão o uso do veleiro no Caribe.

Logo após ancorarmos e passarmos pela inspeção da alfândega, Fred e eu descemos em terra. Ficamos contentes em nos afastar do grupo; acredito que eles também, porque atiraram nossa bagagem na areia da praia. Nós a recolhemos e tomamos um táxi para sair em busca de uma hospedagem na ilha. Foi a última vez que vi Steven. Apesar da promessa que fizera a Fred, nunca o reembolsou por suas despesas de viagem. Claro que pagou todas as despesas do capitão e do imediato. Na seqüência, o barco foi roubado – e disseram que Steven recebeu um polpudo prêmio da seguradora.

A parte mais notável dessa aventura foi a reação dos pacientes e colegas quando voltei ao consultório; comentavam que eu parecia dez anos mais jovem. Lembrei-me de uma notícia que ouvira muitos anos antes, a respeito de um experimento feito por russos, no qual alguns médicos haviam deixado um cachorro de pequeno porte dormindo por seis meses. Ele era alimentado por via intravenosa e tinha todas as funções vitais monitoradas. Ao recuperar plenamente a consciência, já desligado dos equipamentos, os cientistas relataram que o cão parecia e agia como um filhotinho recém-nascido. Fora rejuvenescido ao permanecer isolado do estresse da vida diária. Acredito que velejar em mar aberto tenha removido de mim os efeitos do estresse da vida normal e que, com isso, eu tenha remoçado. Esse cruzeiro também assinalou o fim de uma era para mim.

Em 1990, publiquei *A espiritualidade do corpo: bioenergética para a beleza e a harmonia*. Em 1995, saiu *Alegria: a entrega ao corpo e à vida*. Os anos 1990 representaram um período de transformação de meus sentimentos, de minha maneira de compreender a vida e de meu trabalho como terapeuta. Posso dizer que, nesses anos, fiquei mais velho e mais sábio.

Em dezembro de 2001, Leslie recebeu o diagnóstico de um câncer ovariano. Tomou muitos remédios caseiros e populares. Tendo amado aquela mulher durante tantos anos, foi muito difícil assistir ao seu sofrimento. Em seu último mês de vida, a dor chegou com muita força. Quando faleceu, deixou escapar um suspiro leve, entregou-se e parou de respirar. Fiquei contente por ela ter descansado e estar enfim livre do sofrimento. Nos últimos meses, dissera-me que precisava morrer primeiro que eu, pois nunca havia ficado só na vida. Está enterrada ao lado de sua mãe.

Perdi quase oito quilos nos meses seguintes à morte de Leslie. Assim, simplesmente. Ela era linda e adorava coisas lindas. Eu a amei e sou grato por todos os anos que vivemos juntos. Tem sido difícil viver sem ela.

Parte 7

Honrando o corpo

"Adoro o corpo. Adoro trabalhar o corpo. Adoro ver o corpo desabrochar. Essa é a minha vida."

Alexander Lowen, conversa com Bob Glazer,
5 de abril de 2004

22
Realização

O corpo sempre me salvou. Em minha volta ao mundo das sensações, depois do falecimento de Leslie, caminhava três ou quatro vezes por dia, respirando e soltando um "haaa". Isso me devolveu à vida. Praticar bioenergética com meus clientes e comigo me devolveu o espírito e a sensação de estar vivo. O corpo tem sua própria sabedoria, e aceitar as realidades da vida e ouvir o corpo leva à sensação de realização.

Para mim, a realização está em viver a vida do corpo e sentir sua energia. Vivenciei algumas experiências culminantes. Certa feita, no início de nosso relacionamento, Leslie me disse que estava considerando romper comigo. Abri totalmente meu coração naquele momento, jurando amor por ela, mesmo diante de uma possível rejeição; na seqüência, fizemos amor e pude sentir meu corpo vagando pelo cosmos. Em minha casa de praia, dei um passo um dia e uma onda de energia vinda da terra fluiu em mim de tal modo que me senti uns cinco centímetros mais alto — e os pelos da nuca se eriçaram todos! No início de minha terapia com Reich, arregalei os olhos e soltei um grito que estava reprimido havia trinta anos. Experimentei uma alegria arrebatadora com o nascimento de meu filho. Sentir a energia fluir pelo corpo é a realização.

280 | Alexander Lowen

O *grounding* – estar *nos* pés, e não andar com as pernas que estão *sobre* os pés – completa o circuito energético da realização. Minhas investigações acerca do *grounding* nos últimos vinte anos levaram-me a uma nova abordagem. Observe como as crianças correm, com um movimento repetitivo e macio do tornozelo e do arco do pé, o que lhes confere graça e fluidez de movimento. Seus tornozelos e pés se movem mais como uma onda do que como uma ação de começar e parar; mexem-se do mesmo jeito que os pés do pato na água, numa onda suave. Na dança do Turkish Whirling Dervishes [em português, algo como os Dervixes Rodopiantes Turcos], os bailarinos giram num movimento incessante, que começa pelos pés e envolve o corpo todo, de baixo para cima. Os grandes ursos siberianos (que pesam mais de trezentos quilos) deslocam-se com essa mesma fluidez do movimento ondulante. O tema recorrente, em todas essas formas, é a energia que se move dos pés para cima, atravessa o corpo e completa o circuito voltando para a terra.

Ao longo dos anos, tentei de muitas maneiras ajudar as pessoas a sentirem os pés. Pedi aos clientes que ficassem apoiados num pé só, que pressionassem a sola com uma bolinha de golfe ou com rolos de borracha, que se curvassem para a frente e tocassem o chão com a ponta dos dedos. Nenhum desses exercícios criou a conexão energética pretendida. Agora, meu objetivo é fazer *as vibrações começarem nos pés* e então subirem pelo corpo; se a carga nos pés e pernas aumentar, estas se sacudirão com força. E assim começa a cura proporcionada pela vibração.

Devido às limitações de meu exercício original de flexão à frente, atualmente uso um novo exercício para *ligar os pés à terra*. Adiante, as instruções:

Afaste os pés, paralelamente, numa distância de 20 a 25 centímetros. Incline-se para a frente com as mãos nos pés ou em volta dos tornozelos (mantendo as palmas e os dedos verticais). Em seguida, comece a balançar o corpo, usando os músculos das solas dos pés;

expire ao ir para a frente e inspire ao voltar para trás. Empurrando-se para o chão, solte a voz. A potência desse exercício depende do quanto você respira bem, e ele aprofundará sua respiração à medida que você prosseguir. Os movimentos podem ser feitos durante dez ou quinze minutos.

Esse simples exercício ativa os músculos dos pés e das pernas e oxigena toda essa musculatura. Com ele, os pés e a metade inferior das pernas começam a vibrar. Se a pessoa continua praticando-o, aumentará a carga nos pés e nas pernas, e estas começarão a sacudir mais fortemente. Essa vibração aumenta os fluxos de sangue e oxigênio.

As vibrações começam como um tremor, ficam mais fortes e se estendem para cima, subindo pelas pernas e pelo resto do corpo. Aprofundam-se a partir desse ponto e se difundem pela pelve, tornando-se uma convulsão que toma conta do corpo – não se trata de uma reação aleatória, mas de uma ativação do reflexo do orgasmo. Embora não esteja diretamente relacionada com qualquer excitação genital, é uma experiência muito agradável. Segundo Reich, essa resposta, que indica a capacidade para uma reação sexual saudável, constitui a base da saúde emocional.

O objetivo desse exercício é sentir a vitalidade dos pés e fazer a vibração subir por eles, usando o som e a respiração, movimentando-se conforme o ritmo pulsátil da vibração. A vibração promove a pulsação, que, por sua vez, promove a energia curativa da natureza. A sensação de realização é a sensação da energia que vem dos pés e sobe pelo corpo, completando toda a onda vibratória. Pratico esse exercício diariamente.

A busca da realização continua sendo um processo permanente em minha vida. No ano passado, sonhei a mesma coisa três vezes: estou em pé, ao lado de um grande buraco, que é uma cova, a minha cova. O buraco está vazio e não tem caixão. Olho para ele e então me viro e saio andando. Venho tendo sonhos assim desde que Leslie morreu. Minha força vital ainda não está pronta para a morte.

282 | Alexander Lowen

Não sou otimista quanto ao futuro de nossa cultura. Creio que ela continuará a decair, em função do temor das sensações e do temor de uma expressão sexual saudável. A revolução sexual deflagrada pelas teorias de Reich não produziu a cultura sexual saudável que ele almejou para os Estados Unidos ou a Europa, onde produziu seu trabalho escrito. Baseando-se em poder, dinheiro e controle, nossa cultura não promove a saúde, por isso não consigo vê-la se tornando mais saudável. Continuo acreditando na saúde que a bioenergética pode proporcionar à pessoa que realiza um trabalho corporal forte e se lembra da necessidade de respirar, vibrar e praticar o *grounding*.

Como já disse no capítulo sobre vibração, vibrar e chorar são ações muito importantes. Minhas idéias sobre a origem do câncer ilustram isso: para mim, o câncer é energia paralisada. A excessiva estimulação e excitação de uma área do corpo estão sempre associadas a uma carga emocional não descarregada. E o excesso de energia acumulada leva à decadência, de maneira similar ao que ocorre com o oceano, que larga seus detritos na orla, na maré baixa. A vibração remove os detritos do corpo, assim como a maré alta lava a areia e retira os detritos. Vibrações fortes e choro intenso despertam o processo natural de cura do corpo.

Em meu consultório, mostro dois desenhos aos pacientes. A *pulsação da vida* (diagrama 1) ilustra o fluxo da energia advinda da inspiração, que sobe pelo torso e sai na expiração, com a energia fluindo em direção ao solo através da pelve, enfatizando a plenitude da onda respiratória. É a intenção da natureza que a onda respiratória seja um circuito completo. As *principais estruturas do corpo* (diagrama 2) mostram-no como parte da natureza, como uma árvore com três divisões semelhantes. A cabeça e o cérebro representam os galhos e as folhas, a cavidade torácica e o tronco são o tronco da árvore, e a pelve e as pernas, assim como a raiz da árvore, reúnem a vida individual e a terra.

Pulsação da vida: inspirar e expirar

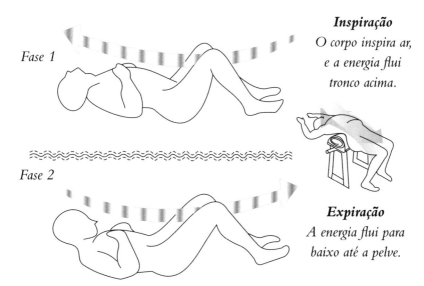

Diagrama 1

Principais regiões do corpo

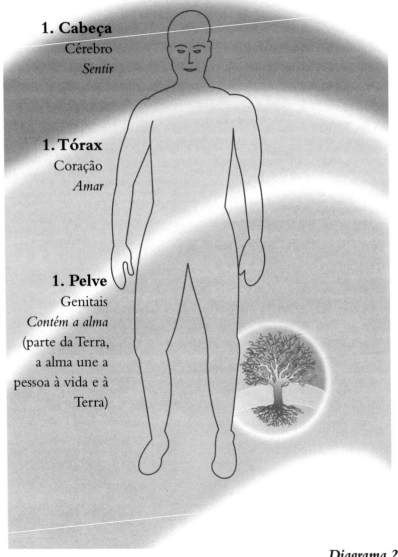

1. Cabeça
Cérebro
Sentir

1. Tórax
Coração
Amar

1. Pelve
Genitais
*Contém a alma
(parte da Terra,
a alma une a
pessoa à vida e à
Terra)*

Diagrama 2

Na terapia, não sou a favor da análise verbal – ao menos não agora. Sou a favor, sim, do trabalho com a energia. A fim de realizar uma boa terapia, é preciso compreender a natureza humana, que combina aspectos intrincados do indivíduo: ego, sexualidade, a forma como ele entende sua vida e como a natureza se expressa nele. O corpo, entretanto, continua sendo o aspecto mais importante. Acredito que a terapia bioenergética seja composta dos seguintes elementos: respiração completa que funcione como uma onda; choro com soluços, não só com lágrimas; trabalho com os pés para despertar as vibrações e aumentá-las, a fim de que subam pelo corpo com mais respirações. Aprofundar o conceito da energia é trabalhá-la, e não apenas praticar exercícios.

Fazer boa terapia requer compreender que a natureza humana é o próprio corpo.

Reich disse que ninguém trapaceia a natureza, e acredito totalmente nisso. Uma vez que somos parte dela, enganá-la seria enganar a nós mesmos. O perigo do mundo moderno é a megalomania, segundo a qual podemos fazer tudo que sonharmos. Essa afirmação infundada beira a insanidade. A verdadeira realização que a vida e a terapia oferecem é a capacidade de o indivíduo ser plenamente verdadeiro consigo. Porque, para mim, o eu é corporal e é o único que jamais chegaremos a conhecer. Confie nele, ame-o e seja verdadeiro com você mesmo.

Impressão e Acabamento:

———————— dobre aqui ————————

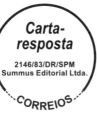

CARTA-RESPOSTA
NÃO É NECESSÁRIO SELAR

O SELO SERÁ PAGO POR

AC AVENIDA DUQUE DE CAXIAS
01214-999 São Paulo/SP

———————— dobre aqui ————————

summus editorial
CADASTRO PARA MALA-DIRETA
Recorte ou reproduza esta ficha de cadastro, envie completamente preenchida por correio ou fax,
e receba informações atualizadas sobre nossos livros.

Nome:_____ Empresa:_____

Endereço: ☐ Res. ☐ Coml. _____ Bairro:_____

CEP: _____-_____ Cidade: _____ Estado: _____ Tel.: ( )_____

Fax: ( )_____ E-mail: _____ Data de nascimento: _____

Profissão:_____ Professor? ☐ Sim ☐ Não Disciplina: _____

1. Você compra livros:

☐ Livrarias
☐ Telefone
☐ Internet

☐ Feiras
☐ Correios
☐ Outros. Especificar:_____

2. Onde você comprou este livro?

_____

3. Você busca informações para adquirir livros:

☐ Jornais
☐ Revistas
☐ Professores

☐ Amigos
☐ Internet
☐ Outros. Especificar:_____

4. Áreas de interesse:

☐ Educação
☐ Psicologia
☐ Corpo, Movimento, Saúde
☐ Comportamento
☐ PNL (Programação Neurolingüística)

☐ Administração, RH
☐ Comunicação
☐ Literatura, Poesia, Ensaios
☐ Viagens, Hobby, Lazer

5. Nestas áreas, alguma sugestão para novos títulos?

_____

6. Gostaria de receber o catálogo da editora? ☐ Sim ☐ Não

7. Gostaria de receber o Informativo Summus? ☐ Sim ☐ Não

Indique um amigo que gostaria de receber a nossa mala-direta

Nome:_____ Empresa:_____

Endereço: ☐ Res. ☐ Coml. _____ Bairro:_____

CEP: _____-_____ Cidade: _____ Estado: _____ Tel.: ( )_____

Fax: ( )_____ E-mail: _____ Data de nascimento: _____

Profissão:_____ Professor? ☐ Sim ☐ Não Disciplina: _____

cole aqui

summus editorial
Rua Itapicuru, 613 – 7º andar   05006-000   São Paulo - SP   Brasil   Tel.: (11) 3872 3322   Fax: (11) 3872 7476
Internet: http://www.summus.com.br   e-mail: summus@summus.com.br